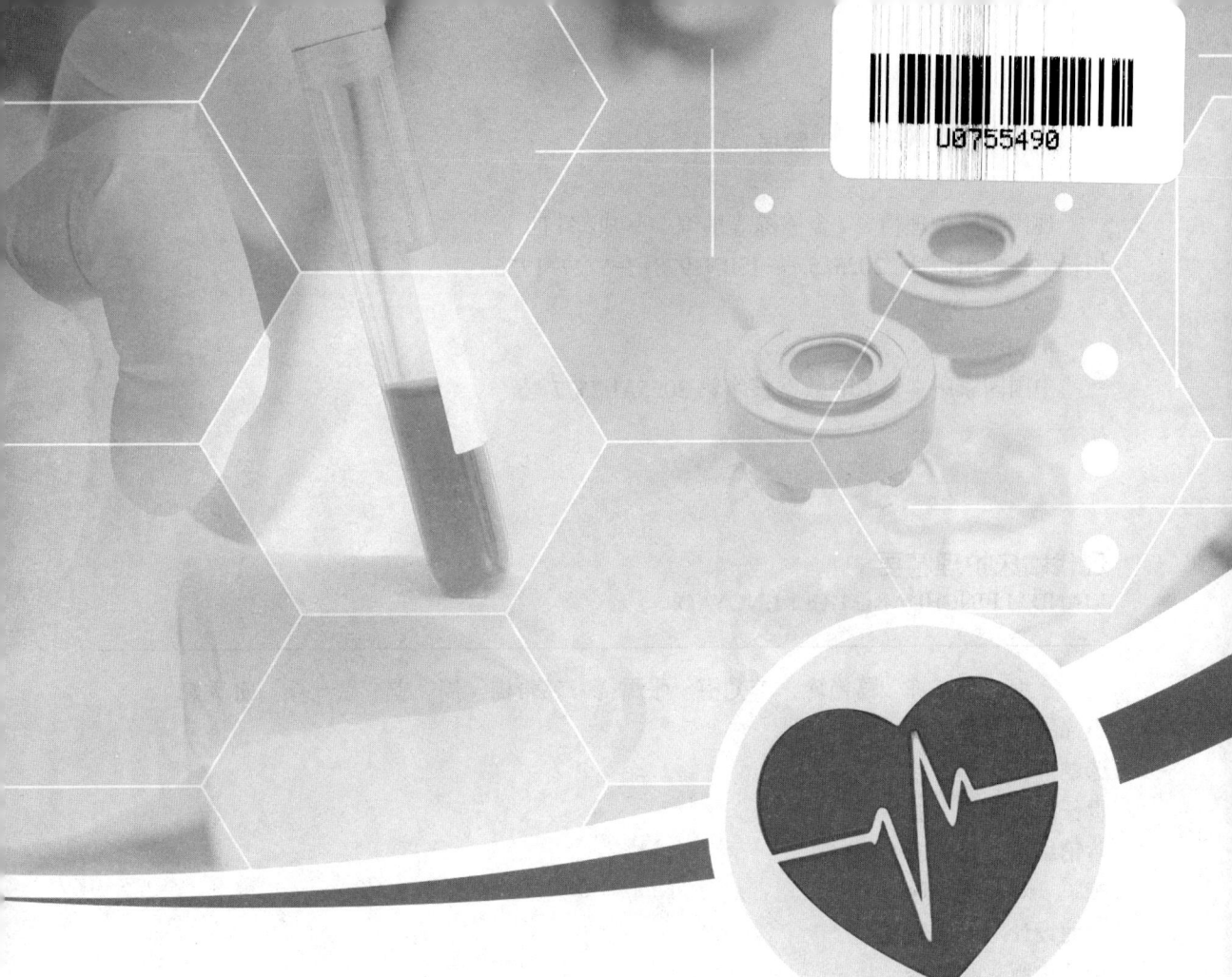

现代临床护理精要

金栋栋 葛艳玲 李爱梅 张雪梅 郭希梅 周 燕 贾 雪 孙秀娜◎主编

四川科学技术出版社

图书在版编目（CIP）数据

现代临床护理精要 / 金栋栋等主编 . -- 成都 : 四川科学技术出版社 , 2025. 5. -- ISBN 978-7-5727-1776-5

Ⅰ . R47

中国国家版本馆 CIP 数据核字第 2025AU7577 号

现代临床护理精要
XIANDAI LINCHUANG HULI JINGYAO

主　　编	金栋栋　葛艳玲　李爱梅　张雪梅　郭希梅　周　燕　贾　雪　孙秀娜
出 品 人	程佳月
选题策划	鄢孟君
责任编辑	罗　丽
营销编辑	赵　成
校　　对	范贞玲
封面设计	星辰创意
责任出版	欧晓春
出版发行	四川科学技术出版社
	成都市锦江区三色路 238 号　邮政编码　610023
	官方微博　http://weibo.com/sckjcbs
	官方微信公众号　sckjcbs
	传真　028-86361756
成品尺寸	185 mm × 260 mm
印　　张	7
字　　数	140 千
印　　刷	三河市嵩川印刷有限公司
版　　次	2025 年 5 月第 1 版
印　　次	2025 年 5 月第 1 次印刷
定　　价	62.00 元

ISBN 978-7-5727-1776-5

邮　　购：成都市锦江区三色路 238 号新华之星 A 座 25 层　邮政编码：610023
电　　话：028-86361770

编委会

主　编：金栋栋　葛艳玲　李爱梅
　　　　张雪梅　郭希梅　周　燕
　　　　贾　雪　孙秀娜

副主编：肖秀秋　吴珍珍

编　委：秦丽美　李修兰

前　言

　　在医学的广阔天地中，临床护理作为连接护士与患者的重要桥梁，始终扮演着十分重要的角色。尤其在当今这个医学日新月异的时代，临床护理工作不仅要求护士具备扎实的医学知识，还要求他们紧跟时代步伐，掌握最新的护理理念与技术，以应对日益复杂多变的临床护理挑战。

　　现代临床护理的范畴已经远远超越了传统的疾病护理，更多地聚焦于帮助患者全面康复、提升患者生活质量等方面。无论是基础的生命体征监测，还是复杂的心理干预；无论是日常的病情观察，还是急救处理，每一项护理任务都深刻考验着护士的专业素养与应变能力。随着医疗技术的不断革新与医疗服务的日益多元化，患者的护理需求也变得更加多样化和个性化。如何为患者提供既科学又规范、既高效又人性化的护理服务，以促进其早日康复，已成为现代临床护理领域研究的重要课题。

　　本书涵盖了呼吸科疾病、感染科疾病、儿科疾病及外科疾病等多个方面的临床护理知识，包括疾病的病因与发病机制、临床表现、诊治，以及具体的护理措施等。护士可以通过本书了解并掌握上述各科常见疾病的护理要点，从而在实际工作中更加得心应手，为患者提供更加专业、细致且贴心的护理服务。

CONTENTS 目录

第一章　呼吸科疾病患者的护理

第一节　慢性阻塞性肺疾病

慢性阻塞性肺疾病（COPD），简称慢阻肺，是一组以持续气流受限为特征的肺部疾病，气流受限不完全可逆，呈进行性发展。COPD 是可以预防和治疗的疾病。

COPD 与慢性支气管炎及阻塞性肺气肿密切相关。慢性支气管炎是气管、支气管黏膜及其周围组织的慢性非特异性炎症。阻塞性肺气肿，简称肺气肿，是指肺部终末细支气管远端气腔（呼吸性细支气管、肺泡管、肺泡囊和肺泡）弹性减弱、充气、过度膨胀、肺容量增大或同时伴有气道壁结构的破坏的疾病。阻塞性肺气肿主要表现为呼气性呼吸困难，中老年多见，多由慢性支气管炎发展而来，可进一步发展为肺源性心脏病。

当慢性支气管炎和（或）阻塞性肺气肿患者肺功能检查出现气流受限并且不能完全可逆时，则诊断为 COPD。如患者只有慢性支气管炎和（或）阻塞性肺气肿，而无持续气流受限，则不能诊断为 COPD。一些已知病因或具有特征病理表现的疾病也可导致气流受限，如支气管扩张症、肺结核纤维化病变、严重的间质性肺疾病、弥漫性泛细支气管炎及闭塞性细支气管炎等，但它们均不属于 COPD。支气管哮喘也具有气流受限的特征，但支气管哮喘是一种特殊的气道炎症性疾病，其气流受限具有可逆性，故不属于 COPD。

一、病因与发病机制

本病的病因与慢性支气管炎相似，可能是多种环境因素和机体自身因素长期相互作用的结果。本病的发病机制包括以下几个方面。

（一）炎症机制

气道、肺实质及肺血管的慢性炎症是 COPD 的特征性改变，中性粒细胞、巨噬细胞、T 淋巴细胞等均参与 COPD 的发病过程。

（二）蛋白酶－抗蛋白酶失衡机制

蛋白酶对组织有破坏作用；抗蛋白酶对弹性蛋白酶等多种蛋白酶有抑制功能，其中 α_1-抗胰蛋白酶（α_1-AT）活性最强。在正常情况下，弹性蛋白酶与其抑制因子处于平衡状态。蛋白酶增多或抗蛋白酶不足均可导致组织结构破坏引起阻塞性肺气肿。吸入有害气体、有害物质，感染等均可导致蛋白酶产生增多或活性增强，而抗蛋白酶产生减少或灭活加速；同时，氧化应激、吸烟等也可降低抗蛋白酶的活性。极少数人存在 α_1-AT 先天性缺乏。

（三）氧化应激机制

COPD 患者氧化应激增加。氧化物主要有超氧阴离子、次氯酸（HClO）、过氧化氢（H_2O_2）和一氧化氮（NO）等。氧化物可直接作用并破坏许多生物大分子，如蛋白质、脂质、核酸等，导致细胞功能障碍或细胞死亡；还可破坏细胞外基质，引起蛋白酶 – 抗蛋白酶失衡，促进炎症反应。

（四）其他机制

营养不良、自主神经功能失调、气温变化等都有可能参与 COPD 的发生过程。

上述机制共同作用，最终产生两种重要病变：①小气道病变，包括小气道炎症、小气道纤维组织形成、小气道管腔黏液栓等，使小气道阻力明显升高。②阻塞性肺气肿病变使肺泡对小气道的正常拉力减小，小气道较易塌陷，同时阻塞性肺气肿使肺泡弹性回缩力明显降低。这种小气道病变与阻塞性肺气肿病变共同作用，造成 COPD 特征性的持续性气流受限。

二、临床表现

（一）症状

患者在原有慢性支气管炎的咳嗽、咳痰或伴喘息基础上，出现逐渐加重的呼气性呼吸困难。早期仅在体力劳动或上楼等活动时出现，随着病情逐渐加重，在日常活动甚至休息时也感到呼吸困难。呼气性呼吸困难是 COPD 的标志性症状。

（二）体征

早期患者无明显体征，随着病情进展，出现以下体征：视诊有桶状胸，呼吸浅快，呼吸运动减弱；触诊双侧语颤减弱；叩诊肺部呈过清音，心浊音界缩小，肺下界和肝浊音界下降；听诊双肺呼吸音减弱、呼气期延长，并发肺部感染时肺部有湿啰音；严重时颈肩肌辅助呼吸肌参与呼吸运动，口唇发绀，可有缩唇呼吸，甚至出现端坐呼吸、呼吸衰竭。

（三）并发症

COPD 可并发慢性呼吸衰竭、自发性气胸、慢性肺源性心脏病等。

三、辅助检查

（一）肺功能检查

肺功能检查尤其是通气功能检查是判断气流受限的客观指标，其重复性高，对 COPD 的诊断、严重程度评价、疾病进展、预后及治疗反应等均有重要意义。气流受限是以第一秒用力呼气容积（FEV_1）和用力肺活量（FVC）之比（FEV_1 / FVC）

来确定的。FEV_1 / FVC 是 COPD 的一项敏感指标,可检出轻度气流受限。FEV_1 占预计值的百分比是中、重度气流受限的良好指标,它变异性小,易于操作,应作为 COPD 肺功能检查的基本项目。吸入支气管扩张剂后,FEV_1 / FVC < 70% 者,可确定为持续性气流受限。

呼气流量峰值(PEF)及最大呼气流量 – 容积曲线(MEFV)也可作为气流受限的参考指标,但在 COPD 中 PEF 与 FEV_1 的相关性不够强,PEF 有可能低估气流受限的程度。气流受限可导致肺过度充气,使肺总量(TLC)、功能残气量(FRC)和残气容积(RV)增高,肺活量(VC)减低。TLC 增加不及 RV 增加的程度大,故 RV / TLC 增高。肺泡隔破坏及肺毛细血管床丧失可使弥散功能受损,肺一氧化碳弥散量(D_LCO)降低。深吸气量(IC)是潮气量与补吸气量之和,IC / TLC 是反映肺过度充气的指标,它在反映 COPD 患者呼吸困难程度上甚至在反映生存率上具有重要意义。

作为辅助检查,支气管舒张试验结果与基础 FEV_1 值、是否处于急性加重期和以往的治疗状态等有关,在不同时期检查结果可能不一致,因此要结合临床全面分析。但其在临床应用中仍有一定价值,原因在于:①有利于鉴别 COPD 与支气管哮喘,或二者同时存在;②可获知患者能达到的最佳肺功能状态;③与预后有显著的相关性;④可以预测患者对支气管扩张剂的治疗反应。

(二)胸部 X 线检查

胸部 X 线检查对确定 COPD 肺部并发症及鉴别其他疾病(如肺间质纤维化、肺结核等)有重要意义。COPD 早期 X 线片可无明显异常,以后逐渐出现肺纹理增多、紊乱等非特征性改变;主要 X 线征为胸腔前后径增长、肋骨走向变平、肺野透亮度增高、膈肌位置低平、肺门血管纹理呈残根状、肺野外周血管纹理纤细稀少等,有时可见肺大疱形成。COPD 并发肺动脉高压和肺源性心脏病时,除右心增大外,还可有肺动脉圆锥膨隆、肺门血管影扩大及右下肺动脉增宽等征象。

(三)胸部 CT 检查

胸部 CT 检查一般不作为常规检查。但是,在鉴别诊断时,胸部 CT 检查很有益。高分辨 CT(HRCT)对辨别小叶中央型或全小叶型肺气肿及确定肺大疱的大小和数量有很高的敏感性和特异性,对预估肺大疱切除术或肺减容术等的效果有一定价值。

(四)血气分析

FEV_1 < 40% 预计值、具有呼吸衰竭或右心衰竭的 COPD 患者,均应做血气分析。血气分析结果异常首先表现为轻、中度低氧血症。随疾病进展,低氧血症逐渐加重,并出现高碳酸血症。呼吸衰竭的血气分析诊断标准为:在海平面、静息状态、呼吸空气条件下,动脉血氧分压(PaO_2)< 60 mmHg*或动脉血二氧化碳分压($PaCO_2$)> 50 mmHg。

---

* 1 mmHg ≈ 0.133 kPa。

（五）其他实验室检查

COPD 患者的血常规检查可见血红蛋白及红细胞计数增高或减低。当并发细菌感染时，痰涂片可见大量中性粒细胞，痰培养可检出各种病原菌，常见病原菌为肺炎链球菌、流感嗜血杆菌、卡他莫拉菌、肺炎克雷伯菌等。反复住院和行机械通气的患者可见不动杆菌和铜绿假单胞菌感染等。

四、治疗

（一）一般治疗

1. 教育与管理

COPD 患者的教育与管理是治疗方案中的重要一环。这不仅包括对患者进行疾病知识的普及，还包括对其生活方式和日常管理的指导。

戒烟：对于仍在吸烟的 COPD 患者，最重要的措施无疑是劝导其戒烟。吸烟是导致 COPD 的主要危险因素之一，戒烟能够显著减慢肺功能的损伤进程。护士应向患者详细解释吸烟的危害，并提供戒烟方法和心理支持，帮助他们成功戒烟。

脱离污染环境：对于那些因职业或环境因素（如吸入粉尘、刺激性气体）导致 COPD 的患者，脱离污染环境至关重要。患者应尽量避免接触这些有害物质、有害气体，以减轻对肺部的进一步损伤。如果工作环境存在污染，患者就应尽快采取措施改善工作环境或调换工作。

2. 长期家庭氧疗

长期家庭氧疗是 COPD 患者治疗中的重要组成部分。患者通过鼻导管吸氧，可以持续获得所需的氧气，从而改善缺氧状态，提高生活质量。氧流量一般设定为 $1 \sim 2$ L/min，建议吸氧时间 > 15 h/d，具体时长应根据患者的血氧饱和度和病情来调整。

3. 康复治疗

康复治疗对于 COPD 患者来说同样不可或缺。患者通过呼吸功能锻炼，可以增强呼吸肌的力量，改善肺功能，进而提高活动能力和生活质量。

呼吸功能锻炼：包括缩唇呼吸、腹式呼吸、吹气球锻炼等练习，旨在锻炼和增强呼吸肌的耐力。

有氧运动：如散步、慢跑、骑自行车等，可以逐步提高患者的心肺功能，增强运动耐力。但需注意，运动强度应适中，避免过度劳累导致病情加重。

（二）药物治疗

药物治疗是 COPD 患者治疗中的核心部分。患者在医生指导下合理使用支气管扩张剂、糖皮质激素等药物，可以显著减轻症状，提高生活质量。

1. 支气管扩张剂

支气管扩张剂是现有控制 COPD 患者症状的主要药物之一，它能够松弛支气管平滑肌、扩张支气管，从而改善通气功能。

β_2肾上腺素受体激动剂：这类药物通过激活β_2受体，使支气管平滑肌松弛。短效制剂如沙丁胺醇气雾剂可用于快速缓解COPD患者症状；长效制剂如沙美特罗、福莫特罗等则适用于长期维持治疗。

抗胆碱药：这类药物通过阻断胆碱能神经通路，抑制支气管平滑肌的收缩。短效制剂如异丙托溴铵气雾剂可用于COPD患者急性加重期的治疗；长效制剂如噻托溴铵吸入剂则适用于COPD患者稳定期的维持治疗。

2. 糖皮质激素

对于血常规检查中有嗜酸性粒细胞增多或者有支气管哮喘病史的COPD患者，糖皮质激素是一个有效的治疗选择，其能够减轻气道炎症反应，改善气道通畅度。

用药方式：糖皮质激素可以通过口服或静脉给药的方式使用。通常，建议患者短期（如$5 \sim 7$ d）使用这些药物以观察疗效。需注意的是，长期使用糖皮质激素可能导致一系列副作用，如骨质疏松症、血糖升高等。

3. 其他药物

除了支气管扩张剂和糖皮质激素外，还有其他一些药物可用于COPD患者的治疗。

祛痰药：对于痰液不易排出的患者，可以遵医嘱使用祛痰药帮助排痰。这些药物能够稀释痰液，使痰液更容易被咳出。

抗生素：在COPD急性加重期，症状如果与细菌感染有关，可以在医生指导下使用抗生素进行治疗。但需注意谨慎使用抗生素，避免长期使用导致细菌耐药及不良反应的发生。

（三）手术治疗

部分严重的COPD患者，当一般治疗和药物治疗无法达到理想的疗效时，手术治疗便成为一种可行的选择。然而，手术治疗的风险和费用相对较高，因此需要谨慎权衡利弊后再作出决定。

1. 肺大疱切除术

肺大疱切除术主要适用于那些肺内存在巨大肺大疱，且这些肺大疱占据了一侧胸腔1/3以上的患者。肺大疱的形成往往与肺泡壁破裂和融合有关，它们会占据肺部空间，影响正常的呼吸功能。通过手术切除这些肺大疱，可以有效改善患者的呼吸状况，减轻肺部压迫感。

2. 肺减容术

肺减容术是一种针对COPD的手术治疗方式。该手术通过切除部分过度充气的肺组织，减少肺的总体积，从而改善呼吸功能和运动耐力。这种手术尤其适用于那些因阻塞性肺气肿而呼吸困难的患者。在手术后，患者的肺部压力减轻，呼吸变得更加顺畅，生活质量得到显著提高。然而，肺减容术也存在一定的风险，包括手术并发症等。因此，在选择这种手术方式时，需要综合考虑患者的身体状况、手术风险及术后康复等因素。

3. 肺移植术

对于终末期的 COPD 患者来说，肺移植术可能是一种救命的选择。肺移植术可以替换掉患者受损的肺部，使其恢复正常的呼吸功能。然而，这种手术技术要求高、资源有限，且手术费用昂贵。此外，肺移植术后还需要长期服用免疫抑制剂防止排斥反应的发生。因此，在选择肺移植术时，需要权衡患者的身体状况、手术风险以及经济承受能力等因素。

（四）其他治疗

1. 无创机械通气

当 COPD 患者发生急性呼吸衰竭时，如无绝对禁忌证，无创机械通气应作为首选的机械通气模式。无创机械通气可以通过佩戴面罩或鼻罩等方式为患者提供持续的气流支持，从而改善通气状况、减少呼吸做功、降低气管插管率及缩短住院时间。此外，无创机械通气还可以提高患者的生存率和生活质量。

在进行无创机械通气时，护士需要注意患者的舒适度、通气效果及可能出现的并发症等问题。应密切监测患者的生命体征和通气参数，及时调整通气方案以确保治疗效果。

2. 物理治疗

物理治疗是 COPD 患者治疗中的重要组成部分。超短波、超声雾化治疗等物理治疗手段可以缓解患者的气道痉挛和炎症症状，促进痰液排出和肺部通气功能的恢复。

超短波治疗可以利用高频电磁波对患者肺部进行加热和按摩，改善局部的血液循环和代谢状态。超声雾化治疗则是患者将雾化后的药物吸入肺部，药物直接作用于气道和肺泡表面，从而起到抗炎、化痰的作用。

在进行物理治疗时，需要根据患者的具体情况选择合适的物理治疗手段和参数，并密切关注患者的治疗效果和不良反应等。同时，物理治疗还需要与药物治疗和康复训练等其他治疗手段相结合，以达到最佳的治疗效果。

五、护理诊断

气体交换受损：与气道阻塞、通气不足、呼吸肌疲劳、分泌物过多和肺泡呼吸面积减少有关。

清理呼吸道无效：与分泌物增多而黏稠、气道湿度减低和无效咳嗽有关。

活动耐力下降：与疲劳、呼吸困难、氧供与氧耗失衡有关。

营养不良，低于机体需要量：与食欲降低、摄入减少、腹胀、呼吸困难、痰液增多有关。

六、护理措施

（一）环境护理

保持室内空气清新，定期开窗通风，避免室内空气污染。室内空气污染可能会诱发呼吸道感染，加重 COPD 患者的症状，因此保持室内空气清新至关重要。室内温度应适宜，避免过冷或过热。冬季应注意保暖，避免患者因受凉而加重病情。室内湿度应适宜，过于干燥或潮湿的环境都可能对患者的呼吸道产生不良影响。

（二）饮食护理

高蛋白、高能量、高维生素饮食：护士应为 COPD 患者制订高蛋白、高能量、高维生素的饮食计划，以增强营养，提高免疫力。在食物选择上，应多食用禽肉、鱼肉、新鲜水果、蔬菜和全谷物，以补充足够的蛋白质、能量和维生素。

少食多餐：为了减少用餐时的疲劳，患者可以少食多餐，同时，进食前后应漱口，保持口腔清洁，预防口腔感染。

控制盐的摄入：COPD 患者应控制盐的摄入，预防水肿。

避免食用产气食物：产气食物如豆类等，患者食用后易腹胀影响呼吸，故应避免食用。

（三）睡眠护理

护士应创造安静舒适的睡眠环境，帮助患者休息和恢复体力。协助患者采取舒适的体位，如半卧位或侧卧位，以减轻呼吸困难和不适感。

（四）呼吸道护理

护士应采取有效措施促进患者排痰，保持呼吸道通畅。可采用深呼吸、胸部叩击等方法促进痰液排出。胸部叩击有助于痰液松动并排出体外，叩击胸部时，应注意观察患者的面色、呼吸、咳嗽及咳痰情况，避免用力过猛导致患者不适。对于无力咳嗽的患者，可以采用拍背或吸痰的方法帮助排痰。保持呼吸道湿润，鼓励患者多饮水，稀释痰液，便于痰液咳出。也可以使用雾化吸入等方法，增加呼吸道湿度。预防感染，提醒患者注意口腔卫生，定期刷牙漱口，减少口腔细菌滋生。避免去人群密集的场所，减少呼吸道感染的机会。一旦患者出现呼吸道感染症状，应及时就医。

（五）氧疗护理

根据患者病情，给予正确的氧疗方式，如鼻导管吸氧、面罩吸氧等。对于病情较重的患者，建议长期家庭氧疗，每天吸氧 15 h 以上。对于需要氧疗的患者，应定期检查氧疗设备，确保安全使用。氧疗期间要保持呼吸道通畅，密切观察呼吸状况和血氧饱和度。

（六）心理护理

护士应为患者提供心理支持，减轻其心理负担。COPD 患者由于长期患病，往往会产生焦虑、抑郁等情绪，护士应理解患者的不良情绪，鼓励患者积极面对疾病，通过与患者交流、鼓励患者参与社交活动等方式，帮助患者树立战胜疾病的信心。

（七）呼吸功能护理

COPD 患者需要增加呼吸频率来代偿呼吸困难，这种代偿多数依赖于辅助呼吸肌，患者容易出现呼吸肌疲劳。因此，护士应指导患者进行以下呼吸功能锻炼。

缩唇呼吸：指导患者用鼻子正常吸气，同时默数1、2，再用口呼气，呼气时口型要像吹口哨那样，同时发出"呼"的声音，尽量把肺泡中的气体都呼出去。这种呼吸方式可以锻炼肺功能，促进二氧化碳排出，减轻呼吸困难。

腹式呼吸：腹式呼吸是一种通过深呼吸来锻炼肺功能的呼吸方式。可以在安静的环境中，指导患者采取舒适的体位，通过鼻子吸气，使腹部隆起，然后缓慢呼气，使腹部下降。

吹气球锻炼：吹气球锻炼也是一种有效的呼吸功能锻炼方法。指导患者通过吹气球的方式来锻炼肺部的力量和耐力。

七、健康教育

（一）疾病预防指导

戒烟是预防COPD的重要措施，劝导吸烟的患者戒烟十分重要，可采用多种宣教措施，有条件者可考虑使用辅助药物。

（二）康复锻炼指导

护士应帮助患者理解康复锻炼的意义，充分调动患者进行康复锻炼的主观能动性，制订个体化的锻炼计划，选择空气新鲜、安静的环境，进行步行、慢跑等体育锻炼。在潮湿、大风、严寒天气时，避免室外活动。教会患者和其家属依据呼吸困难与活动之间的关系，判断呼吸困难的严重程度，以便合理安排工作和生活。

（三）家庭氧疗指导

护士应指导患者和其家属做到以下几点：①了解氧疗的目的、必要性，以及长期家庭氧疗的方法及注意事项。②注意安全。供氧装置周围严禁烟火，防止氧气燃烧爆炸。③氧疗装置定期更换、清洁、消毒。④注意观察氧疗效果。

第二节　肺炎

肺炎是指终末气道、肺泡及肺间质的炎症，可由感染、理化因素、免疫损伤、过敏等引起。其中引起肺炎最常见的原因是细菌感染。虽然不断有新的强效抗生素投入使用，但肺炎的发病率和死亡率仍然很高，其原因可能与病原体变迁、人口老龄化、吸烟、医院获得性肺炎发病率增高、不合理使用抗生素导致细菌耐药性增加等有关，尤其是老年人及伴有基础疾病或免疫功能低下者，如COPD患者、糖尿病患者、艾滋病患者、应用免疫抑制剂患者等并发肺炎时死亡率更高。

一、分类

（一）解剖分类

1. 大叶性肺炎

大叶性肺炎又称肺泡性肺炎。病原体先在肺泡引起炎症，经肺泡间孔（Cohn 孔）向其他肺泡扩散，致使部分肺段或整个肺段、肺叶发生炎症改变。典型者表现为肺实质炎症，通常不累及支气管。致病菌多为肺炎链球菌。

2. 小叶性肺炎

小叶性肺炎（又称支气管性肺炎），病变起于支气管或细支气管，继而累及终末细支气管和肺泡。病灶常以细支气管为中心，可融合成片状或大片状，密度深浅不一，且不受肺叶和肺段限制。常继发于其他疾病，主要由化脓性细菌引起，常见致病菌有金黄色葡萄球菌、肺炎链球菌、肺炎克雷伯菌、铜绿假单胞菌等。

3. 间质性肺炎

间质性肺炎以肺间质炎症为主，病变主要累及支气管壁、支气管周围间质组织及肺泡壁。由于病变在肺间质，呼吸道症状较轻，异常体征较少。可由细菌、支原体、衣原体、病毒或真菌等引起。

（二）病因分类

1. 细菌性肺炎

细菌性肺炎是最常见的肺炎，约占肺炎的80%。肺炎链球菌是最常见的病原体，其他病原体包括金黄色葡萄球菌、溶血性链球菌等，还包括革兰氏阴性杆菌如肺炎克雷伯菌、大肠杆菌、铜绿假单胞菌等。

2. 病毒性肺炎

病毒性肺炎常见的病原体包括腺病毒、呼吸道合胞病毒、流感病毒、麻疹病毒、巨细胞病毒、单纯疱疹病毒等。

3. 肺炎支原体肺炎

肺炎支原体肺炎的常见病原体为肺炎支原体。

4. 真菌性肺炎

真菌性肺炎常见的病原体包括白念珠菌、曲霉等。

5. 其他病原体导致的肺炎

其他病原体包括立克次体、肺炎衣原体、弓形体、寄生虫等，艾滋病患者易伴发弓形体等感染。

6. 理化因素导致的肺炎

放射性损伤可引起放射性肺炎，吸入刺激性化学物质可导致化学性肺炎，均可表现出轻重不一的呼吸道症状。

（三）按患病环境分类

1. 社区获得性肺炎

社区获得性肺炎是指医院外获得的肺炎，是在医院外罹患的感染性肺实质炎症，其中包括具有明确潜伏期的病原体感染而在入院 48 h 内或平均潜伏期内发病的肺炎。常见病原体为肺炎链球菌，其次为肺炎支原体、肺炎衣原体等。

2. 医院获得性肺炎

医院获得性肺炎简称医院内肺炎，是患者入院时不存在，也不处于潜伏期，而于入院 48 h 后在医院内发生的肺炎。常见病原菌为革兰氏阴性杆菌，包括铜绿假单胞菌、大肠杆菌、肺炎克雷伯菌等。

二、病因与发病机制

（一）病因

在多种因素损伤免疫防御功能时，病原体到达下呼吸道引起肺炎。常见因素有：吸烟、空气污染、慢性肺部疾病、免疫功能低下、营养不良、长期卧床、运动受限性疾病、口咽部菌群改变等。

（二）发病机制

正常呼吸道的免疫防御机制使气管隆突以下的呼吸道保持免于细菌等病原体的感染，当进入人体的病原体数量多、毒力强和（或）宿主呼吸道局部及全身免疫防御系统受损时，即可发生肺炎。

在肺炎的所有病原体中，以肺炎链球菌最常见。肺炎链球菌为革兰氏阳性菌，其毒力强弱与多糖荚膜有关。当机体免疫功能正常时，肺炎链球菌是寄居在上呼吸道的一种正常菌群，只有当机体免疫功能降低或受损时，如受凉、淋雨、疲劳、醉酒、上呼吸道感染等，肺炎链球菌侵入下呼吸道，并在肺泡内繁殖，引起肺泡壁充血、水肿，大量纤维蛋白、红细胞、白细胞渗出，渗出液含有细菌，经肺泡间孔向肺的中央部分蔓延，累及整个肺段或肺叶而致肺炎，并释放毒素，引起全身中毒症状。

三、临床表现

肺炎的临床表现变化较大，主要取决于病原体和宿主的状态。此处主要讲述肺炎链球菌肺炎、葡萄球菌肺炎、革兰氏阴性杆菌肺炎、肺炎支原体肺炎、病毒性肺炎的临床表现。

（一）肺炎链球菌肺炎

肺炎链球菌肺炎临床表现多样。

1. 症状

典型者起病急骤，出现高热、寒战、全身肌肉酸痛，体温通常在数小时内升为 39～40℃，高峰在下午或傍晚，典型热型为稽留热，脉率随之升高；累及胸膜者可有患侧胸部疼痛，疼痛可放射至肩部或腹部，在咳嗽或深呼吸时加剧；充血期痰量少，典型痰液呈铁锈色，消散期痰量较多；肺炎病变范围广者可出现呼吸困难。患者食欲锐减，偶有恶心、呕吐、腹痛或腹泻，易被误诊为急腹症。

2. 体征

患者呈急性病容，面颊绯红，鼻翼扇动，皮肤灼热、干燥，口角及鼻周有单纯疱疹，严重时可出现呼吸困难、发绀、心率增快及心律不齐。早期患者肺部体征不明显，典型者可有肺实变体征，患侧叩诊呈浊音、语颤增强并可闻及异常支气管呼吸音，消散期可闻及肺部湿啰音，累及胸膜时出现胸膜摩擦音。重症患者可累及膈胸膜，出现肠胀气及上腹部压痛等。本病自然病程为 1 ～ 2 周。

3. 并发症

肺炎链球菌肺炎的并发症近年来已很少见。严重者可发生感染性休克（中毒性肺炎），多见于老年人，表现为血压降低、四肢厥冷、脉搏细速、尿少或无尿、发绀严重、心律失常等，而高热、胸痛、咳嗽等症状并不突出。其他并发症有胸膜炎、脓胸、心包炎、脑膜炎和关节炎等。

（二）葡萄球菌肺炎

葡萄球菌肺炎是由葡萄球菌引起的肺部化脓性炎症，患者病情较重，预后差。

1. 症状

患者起病急骤，寒战，高热（呈弛张热），体温为 39 ～ 40℃，胸痛，咳嗽，咳痰，痰液多，呈脓性或脓血性；全身中毒症状明显，全身肌肉、关节酸痛，严重者早期可出现周围循环衰竭。此病易并发脓胸、脓气胸。

2. 体征

患者肺部体征早期不明显，其后在肺部可闻及散在湿啰音；病变较大或病变融合时可有肺实变体征。

（三）革兰氏阴性杆菌肺炎

革兰氏阴性杆菌肺炎是由肺炎克雷伯菌、铜绿假单胞菌、流感嗜血杆菌等引起的肺部炎症，是医院获得性肺炎的常见类型。多见于年老体弱、营养不良、有基础疾病及长期使用免疫抑制剂致机体免疫功能低下者。

1. 症状

患者发热、咳嗽、咳痰、胸痛、气急、发绀等，其中痰液的性状与感染的病原菌有关，如肺炎克雷伯菌感染，痰液可呈砖红色胶冻状；铜绿假单胞菌感染，痰液可呈绿色脓痰；流感嗜血杆菌感染，痰液可呈带血脓痰。严重者可出现休克和呼吸衰竭。

2. 体征

患者有肺部湿啰音和肺实变体征。

（四）肺炎支原体肺炎

肺炎支原体肺炎为肺部急性炎症病变，全年均可发病，秋季多见。

1. 症状

患者起病缓慢，有低热、咽痛、乏力、食欲缺乏、肌肉酸痛等症状；咳嗽逐渐加剧，以阵发性刺激性干咳为特征，时而有少量白色黏液痰。

2. 体征

患者咽部充血，肺部体征常不明显。

（五）病毒性肺炎

病毒性肺炎是由上呼吸道病毒向下蔓延所致的肺部炎症。婴幼儿、老年人、原有慢性心肺疾病等免疫力差者易发病。

1. 症状

患者起病较急，先有发热、头痛、全身酸痛、倦怠等上呼吸道感染症状，病变累及肺部时出现咳嗽、咳痰、胸痛等症状。婴幼儿或老年人易发生重症病毒性肺炎，甚至发生心力衰竭、呼吸衰竭或急性呼吸窘迫综合征（ARDS）。

2. 体征

患者肺部体征常不明显，严重者有呼吸浅快，心率加快，发绀，肺部干、湿啰音。

四、辅助检查

（一）血液检查

细菌感染者白细胞计数升高，中性粒细胞百分比多在 80% 以上，并有核左移和中毒颗粒。年老体弱、酗酒、免疫功能低下者，白细胞计数可不升高，但中性粒细胞百分比仍升高。发病初期，血培养可呈阳性。病毒感染者白细胞计数多不升高。

（二）胸部 X 线检查

病原体不同，胸部 X 线片表现亦不同。此处以葡萄球菌肺炎为例，葡萄球菌肺炎早期仅见肺纹理增粗，或受累的肺段、肺叶稍模糊。随着病情发展，表现为大片炎症浸润阴影或实变影。在消散期，X 线片显示炎性浸润逐渐被吸收，可有片状区域吸收较快，呈"假空洞"征。

（三）细菌学检查

痰涂片、培养可找到病原体。

五、治疗

（一）对症支持治疗

患者应卧床休息，注意补充足够的蛋白质、维生素，鼓励饮水。中、重症患者（$PaO_2 < 60$ mmHg 或有发绀）应予以吸氧。烦躁不安、谵妄、失眠者酌用地西泮 5 mg 肌内注射或水合氯醛 1.0 ～ 1.5 g 保留灌肠。剧烈胸痛者，可酌用少量镇痛药。

（二）药物治疗

肺炎治疗的最主要环节是抗感染，一经诊断应立即给予抗感染治疗。

1. 肺炎链球菌肺炎

首选青霉素 G 治疗肺炎链球菌肺炎，给药途径及剂量视病情轻重及有无并发症而定。抗生素一般疗程为 5～7 d，或热退后 3 d 即可停药，合并其他疾病（如糖尿病）、免疫力低下者疗程可延长至 14 d。对青霉素过敏者或青霉素耐药者，可用头孢菌素类药物等；多重耐药菌株感染者可用万古霉素、替考拉宁等。

2. 葡萄球菌肺炎

首选耐青霉素酶的半合成青霉素或头孢菌素治疗葡萄球菌肺炎，如苯唑西林钠、头孢呋辛钠等，抗生素应于体温正常后继续用药 2 周，总疗程 6 周。

3. 革兰氏阴性杆菌肺炎

常用第二代、第三代头孢菌素联合氨基糖苷类药物治疗革兰氏阴性杆菌肺炎，也可用 β- 内酰胺类、喹诺酮类药物。

4. 肺炎支原体肺炎

首选大环内酯类抗生素如红霉素治疗肺炎支原体肺炎，也可选用喹诺酮类，至少用药 2 周。

5. 病毒性肺炎

病毒性肺炎以对症处理为主，可选用抗病毒药物如利巴韦林、阿昔洛韦等。

（三）中毒性肺炎的抢救

患者肺炎感染严重时易引发中毒性肺炎，以微循环障碍为主要表现，常发生休克，需要及时抢救。

1. 立即补充血容量

及时补充血容量是抢救中毒性肺炎休克患者最重要的措施。应先补充低分子右旋糖酐，再给平衡液，24 h 内输液总量为 2 500～3 000 mL，维持尿量在 30 mL/h 以上，或根据中心静脉压测定结果调整输液量与速度，以恢复血容量。

2. 纠正酸碱失衡

由于休克导致组织缺氧，患者常伴有代谢性酸中毒而加重病情。因此，对休克患者应遵医嘱给予 5% 碳酸氢钠溶液静脉滴注，以纠正代谢性酸中毒。

3. 使用血管活性药物

休克时患者血压骤降，若血容量一时难以补足，可选用血管收缩药（如间羟胺）静脉滴注，维持收缩压在 90～100 mmHg，在血压稳定 30 min 后逐渐减量。若血容量已补足，而患者休克病情未改善，可应用血管扩张药（如多巴胺）改善微循环。

六、护理诊断

体温过高：与病原体感染有关。

清理呼吸道无效：与痰液黏稠、咳嗽无力有关。

气体交换受损：与肺部炎症导致呼吸面积减小有关。

疼痛（胸痛）：与肺部炎症累及壁层胸膜有关。

潜在并发症：感染性休克。

七、护理措施

（一）一般护理

护士应为患者创造一个安静、舒适、整洁且温湿度适宜的病房环境。一般来说，病房温度应控制在 18～22℃，相对湿度应保持在 50%～60%。这样的环境有助于患者呼吸道黏膜保持湿润，促进痰液排出，同时也能让患者在生理和心理上都感到舒适，有利于病情恢复。患者需要充足的休息来恢复体力和增强免疫力，护士应根据病情安排适当的活动与休息时间。重症肺炎患者需要绝对卧床休息，护士应协助其完成日常生活护理，如洗漱、进食等，以减少患者的体力消耗。

（二）病情观察

护士应密切监测患者的生命体征，包括体温、脉搏、呼吸、血压等，每 4 h 测量一次，若患者病情不稳定或处于急性期，应增加测量次数。观察患者的呼吸频率、节律和深度，有无呼吸困难、发绀、咳嗽、咳痰等表现，以及痰液的性质、量、颜色和气味等的变化，这些信息对于判断病情进展和治疗效果具有重要意义。若患者咳嗽加剧、痰液变为脓性且量增多，可能提示肺部感染加重；若患者出现呼吸急促、鼻翼扇动、三凹征等呼吸困难表现，可能是病情恶化的征兆，需及时通知医生进行处理。

（三）饮食护理

肺炎患者的饮食应遵循高能量、高蛋白、高维生素且易消化的原则，以满足机体代谢增加和组织修复的需要。护士应鼓励患者多饮水，每日饮水量至少 1 500 mL，这样可以稀释痰液，使其更容易被咳出。护士可给予能自行进食的患者富含蛋白质的食物，如瘦肉、鱼类、蛋类、豆类等，以及新鲜的蔬菜和水果，如西蓝花、菠菜、苹果、橙子等，以补充维生素和矿物质。护士应给予吞咽困难或昏迷的患者鼻饲饮食，保证营养供给，并注意鼻饲管的护理，防止鼻饲管堵塞、脱出等并发症的发生。

（四）呼吸道护理

保持呼吸道通畅是肺炎护理的关键环节之一。护士应指导患者进行有效的咳嗽、咳痰，可让患者采取坐位或半卧位，先进行深呼吸 5～6 次，然后在深吸气末屏住呼吸 3～5 s，再用力咳出痰液，这样有助于将深部痰液咳出。对于痰液黏稠不易咳出的患者，护士可遵医嘱给予患者雾化吸入治疗，常用的雾化药物有氨溴索、沙丁胺醇等，通过雾化装置将药物转化为微小颗粒，直接作用于呼吸道，起到稀释痰液、解除支气管痉挛的作用。同时，可配合翻身、拍背等，每 2 h 进行一次，拍背时应注意从下往上、由外向内，力度适中，以促进痰液排出。对于病情严重、无力咳痰或昏迷的患者，护士应及时为患者吸痰，以防止痰液堵塞呼吸道导致窒息，在吸痰过程中应严格遵循无菌操作原则，避免引起呼吸道感染。

（五）发热护理

肺炎患者常伴有发热症状，护士应密切观察其体温变化。当患者体温超过38.5℃时，护士可采取物理降温措施，如用温水擦拭患者的额头、颈部、腋窝、腹股沟等大血管丰富的部位，或使用冰袋冷敷，但要注意避免冻伤。若物理降温效果不佳，护士可遵医嘱给予患者药物降温，如布洛芬、对乙酰氨基酚等，并观察用药后的反应，如出汗情况、体温下降幅度等。同时，应注意患者的保暖，及时更换被汗浸湿的衣物和床单，防止着凉。发热会导致患者的水分大量散失，因此护士要鼓励患者多饮水，及时补充水分和电解质，维持水、电解质平衡。

（六）心理护理

肺炎患者因疾病不适、对治疗效果的担忧，以及住院环境的陌生等因素，容易产生焦虑、恐惧等不良心理情绪。护士应主动与患者沟通交流，关心患者的感受，耐心倾听患者的诉求，向患者及其家属详细解释肺炎的病因、治疗方法、预后等相关知识，消除患者的疑虑和恐惧心理，增强其战胜疾病的信心。护士可鼓励家属陪伴患者，给予情感支持，为患者创造一个良好的心理支持环境。对于因呼吸困难等症状而感到紧张的患者，护士可通过指导其进行放松训练，如深呼吸、冥想等，缓解紧张情绪，减轻心理压力。

（七）用药护理

护士应严格按照医嘱正确给药，向患者及家属详细介绍所用药物的名称、作用、用法、用量、不良反应及注意事项等，确保患者能够正确服药。例如，抗生素是治疗肺炎的常用药物，应注意观察用药后的疗效及不良反应，如有无皮疹、瘙痒、腹泻等过敏反应，以及有无恶心、呕吐、食欲缺乏等胃肠道反应。对于使用糖皮质激素治疗的患者，应密切观察其有无血糖升高、血压波动、骨质疏松等不良反应，并注意逐渐减量停药，防止出现反跳现象。在使用止咳祛痰药物时，应观察患者咳嗽、咳痰症状是否改善，同时注意药物对呼吸中枢的抑制作用等。

（八）并发症的观察与护理

肺炎患者可能会出现一些并发症，如胸腔积液、肺不张、呼吸衰竭等，护士应密切观察患者有无相关并发症的表现。若患者出现胸痛、胸闷加重，呼吸困难，患侧呼吸音减弱或消失等症状，可能是胸腔积液所致，护士应及时通知医生为患者进行胸部 X 线检查或 B 超检查，以明确诊断，并配合医生进行胸腔穿刺抽液等治疗。若患者出现呼吸急促、发绀加重、精神萎靡等表现，可能是呼吸衰竭的征兆，护士应立即给予患者吸氧、建立人工气道等急救措施，并协助医生进行进一步的诊断和治疗。对于长期卧床的患者，护士还应注意预防压力性损伤、下肢深静脉血栓等并发症的发生，定期协助患者翻身、按摩受压部位，观察下肢皮肤温度、颜色、肿胀程度等，鼓励患者进行肢体活动，必要时可使用预防血栓形成的药物。

八、健康教育

（一）疾病知识指导

护士应向患者及家属讲解肺炎的病因和诱因，嘱咐患者注意休息，劳逸结合，防止过度疲劳；避免受凉、淋雨、吸烟、酗酒；积极治疗上呼吸道感染。鼓励患者参加体育锻炼，增强体质。慢性病患者，以及长期卧床、年老体弱的患者，应注意保持气道通畅。

（二）饮食指导

肺炎患者免疫力低下，消化吸收功能较差，故护士应指导家属给予患者营养丰富、胀气少、无刺激、易消化的流质或半流质饮食，少食多餐，多饮水，以改善患者营养状况、增强体质。

（三）心理疏导

肺炎虽起病急、病情变化快，但大多治疗效果较好，病程短，预后好。护士应鼓励患者保持良好心态，积极配合治疗与护理，这样才能加快疾病康复。

第三节　气胸

胸膜腔是不含气体的密闭潜在性腔隙。若气体进入胸膜腔，造成积气状态，称为气胸。

一、病因、发病机制与分型

气胸发病诱因常与体力活动、剧咳、屏气、用力排便、打喷嚏，甚至大笑等用力动作时，气道压力突然增高有关。航空、潜水作业无适当防护措施，从高压环境突然进入低压环境，以及机械通气压力过高时，均可发生气胸。患者在发生气胸后，失去了负压对肺的牵引作用，甚至因正压对肺的压迫，肺容积缩小、肺活量降低、最大通气量降低，出现限制性通气功能障碍。当大量气胸时，吸引静脉回心的负压消失，以及胸膜内正压对心脏和血管的压迫，心脏充盈减少，心排血量降低，引起患者心率增快、血压下降，甚至休克。张力性气胸可引起纵隔移位、呼吸循环衰竭，甚至死亡。

气胸按其病因可分为外伤性气胸、医源性气胸和自发性气胸三大类。

（一）外伤性气胸

外伤性气胸由胸部刺伤、挫伤、肋骨骨折等直接或间接损伤胸壁所致。

（二）医源性气胸

医源性气胸是由诊断及治疗所进行的各种手术、穿刺等操作所引起。

（三）自发性气胸

自发性气胸是在无外伤或人为因素情况下，脏层胸膜自发破裂，空气进入胸膜腔引起的气胸。自发性气胸根据是否有肺部基础病分为两型。

1. 原发性自发性气胸

原发性自发性气胸也被称为特发性气胸，多见于瘦高体形的男性青壮年。常规X线检查未发现肺部明显病变，但可有胸膜下肺大疱（多在肺尖部），一旦破裂即形成气胸。引起胸膜下肺大疱的原因不清，可能与非特异性炎症瘢痕、肺泡先天性发育不良、小气道炎症和吸烟等有关。

2. 继发性自发性气胸

继发性自发性气胸继发于各种疾病。如肺部病变引起细支气管不完全阻塞，形成肺大疱破裂。常见的原因有 COPD、肺结核、肺癌、肺脓肿等。一些少见肺部疾病如肺淋巴管平滑肌瘤病、肺囊性纤维化、弥漫性肺纤维化、先天性肺囊肿等也可引起气胸。偶因胸膜上有异位的子宫内膜，在月经期破裂而发生气胸，即月经性气胸。

自发性气胸根据脏层胸膜破口的情况和气胸发生后对胸膜腔内压力的影响分为以下三种临床类型，三类气胸在发展过程中可以相互转变。

1. 闭合性（单纯性）气胸

胸膜破口较小，随肺萎陷而闭合，空气不再进入胸膜腔，胸膜腔内压力可升高，测定时可为正压也可为负压，具体视气体量多少而定。排气后压力下降而不再上升。

2. 交通性（开放性）气胸

胸膜破口较大或因胸膜间有粘连或牵拉妨碍肺脏回缩，使破口持续开启，气体经破口自由进出胸膜腔。排气后胸膜腔内压力很快恢复至零，并随呼吸上下波动。

3. 张力性（高压性）气胸

胸膜破口形成单向活瓣，吸气时破口张开，空气进入胸膜腔，呼气时破口关闭，气体不能排出，胸膜腔内空气越积越多，胸膜腔内压持续升高，肺脏受压，纵隔移位，影响心脏血液回流。排气后胸膜腔内压可下降，但又迅速复升，对机体呼吸循环的影响大，必须紧急抢救处理。

二、临床表现

（一）症状

气胸作为一种常见的胸部疾病，其临床表现多种多样，且受多种因素影响，包括但不限于气胸的类型（如闭合性、交通性或张力性气胸）、气胸发生的速度、胸腔积气的多少、胸腔内压力的高低，以及患者原有的基础肺功能状况等。

1. 胸痛

胸痛是气胸常见的症状之一，通常表现为突然发生的一侧针刺样或刀割样疼痛。这种疼痛往往非常剧烈，可迅速放射至肩背、腋部或前臂等部位。患者在进行咳嗽或深吸气等动作时，胸痛症状可能会进一步加剧。

2. 呼吸困难

呼吸困难是气胸的另一个重要症状。其严重程度取决于胸腔积气的多少，以及患者原有的基础肺功能状况。积气量较小或基础肺功能较好的患者，呼吸困难可能并不明显。然而，积气量大或原有较严重基础肺病的患者，呼吸困难症状可能非常明显，甚至无法平卧。

3. 咳嗽

气胸患者还可能出现咳嗽症状，通常为刺激性干咳。这种咳嗽可能由胸腔内积气刺激胸膜和支气管黏膜所引起。

4. 心肺衰竭

在存在张力性气胸的情况下，胸膜腔内压力骤然增高，肺被严重压缩，纵隔发生移位，患者可能出现一系列严重的心肺衰竭症状。患者表现为表情紧张、烦躁不安、发绀（皮肤、黏膜等呈现青紫色）、出冷汗、脉速（脉搏加快）、心律失常（心跳节律异常）等。在极端情况下，患者甚至可能发生意识不清和呼吸衰竭。

5. 休克

当发生血气胸（胸腔内同时存在积血和积气）且失血量过多时，患者可能出现血压下降、脉搏细速、四肢湿冷等休克症状。这是循环血容量减少，进而引发全身各器官组织灌注不足所致。

（二）体征

气胸的体征取决于胸腔积气的多少和是否伴有胸腔积液。小量气胸患者可无明显体征或仅有呼吸音减弱。大量气胸时患者可出现患侧胸廓饱满，呼吸动度和触觉语颤减弱，叩诊呈过清音或鼓音，心或肝浊音界缩小或消失，呼吸音减弱或消失；气管向健侧移位。当发生液气胸（胸腔内同时存在积液和积气）时，胸内有振水声。

三、辅助检查

胸部 X 线检查是诊断气胸的重要方法，可显示肺受压程度、肺内病变情况，以及有无胸膜粘连、胸腔积液及纵隔移位等。表现为患侧肺有外凸弧形的细线条形阴影，这被称为气胸线，线外透亮度增高，无肺纹理，线内为压缩的肺组织。大量气胸或张力性气胸常显示纵隔及心脏移向健侧。合并纵隔气肿时在纵隔旁可见透光带。当气胸合并积血或积液时，可见气液平面。局限性气胸在胸部 CT 线检查时易遗漏，侧位 X 线检查可协助诊断。肺结核或肺部慢性炎症使胸膜粘连时，气胸呈局限性包裹。

CT 检查对于小量气胸、局限性气胸及肺大疱的鉴别比 X 线检查更准确。气胸 CT 表现为胸膜腔内出现极低密度的气体影,伴有肺组织不同程度的压缩萎陷改变。

四、治疗

自发性气胸的治疗目的是促进患侧肺复张、消除病因及避免并发症和预防复发。

(一)一般治疗

卧床休息,必要时给予吸氧、镇痛和镇咳治疗。有继发感染时,适当应用抗生素治疗。

(二)排气疗法

1. 胸膜腔穿刺排气

对于积气量较小、肺压缩 < 20%、症状较轻者,无需进行胸膜腔穿刺排气,可待其自行吸收。吸氧可提高积气的吸收率,应动态观察积气量的变化。对于积气量较多、肺压缩 > 20% 或呼吸困难明显者,宜进行胸膜腔穿刺排气治疗。通常选择患侧胸部锁骨中线第 2 肋间为穿刺点,皮肤消毒后用气胸针或细管在穿刺点穿刺,并将气胸针或细管连接于 50 mL 注射器或气胸机排气并测压。可每日或隔日排气一次,每次排气不宜超过 1 000 mL,余下积气常可待其自行吸收。肺复张能力差者,常需反复多次排气才能使肺完全复张。

为迅速降低胸腔内压以避免发生严重并发症,对张力性气胸患者需立即行胸腔穿刺排气。在紧急情况下如无排气设备时,可采用简易排气法,于患侧锁骨中线第 2 肋间或腋前线第 4、5 肋间用注射器穿刺排气,直至气急症状缓解。亦可用粗注射针,在其尾部接橡皮指套,指套末端剪一小裂缝,将针头刺入胸腔排气,气体便从小裂缝排出。当胸膜腔内压减为负压时,套囊自然塌陷,小裂缝关闭,外界空气不能进入胸腔。

2. 胸腔闭式引流

对于张力性气胸、交通性气胸或肺组织压缩程度较重、心肺功能较差、呼吸困难重的闭合性气胸及反复发生的气胸患者,无论其肺压缩多少,均应尽早行胸腔闭式引流。对于胸腔穿刺排气效果不佳者,也应行胸腔闭式引流。

胸腔闭式引流的方法:插管部位一般在患者患侧锁骨中线外侧第 2 肋间或腋前线第 4、5 肋间,如为局限性气胸或尚需引流胸腔积液,则应在 X 线透视下选择适当部位插管。插管前,在选定部位局部麻醉下沿肋骨上缘平行做 1.5 ~ 2.0 cm 皮肤切口,用套管针穿刺进入胸膜腔,拔去针芯,通过套管将无菌胶管插入胸腔,再将外套管退出,固定导管后,另一端置于水封瓶的水面下 1 ~ 2 cm。插管成功则导管持续逸出气泡,患者呼吸困难迅速缓解,压缩的肺可在几小时至数天内复张。对肺压缩严重、时间较长的患者,在插管后应夹住引流管分次引流,以免胸腔内压骤降引起肺复张后肺水肿。如 24 ~ 48 h 无气泡逸出,患者呼吸困难症状消失,胸部 X

线片显示肺已完全复张，可拔管。如虽无气泡冒出，但患者症状缓解不明显，可能为导管不通畅或部分滑出胸膜腔，需及时更换导管或做其他处理。水封瓶应放在低于患者胸部的地方，以免瓶内的水反流进入胸腔。在引流、排气过程中，应注意严格消毒，防止发生感染。

（三）化学性胸膜固定术

由于气胸复发率高，为预防复发，可在患者漏气停止、肺复张后经胸腔引流管注入硬化剂，产生无菌性胸膜炎症，使脏层和壁层胸膜粘连，从而消灭胸膜腔间隙。化学性胸膜固定术适用于持续性或复发性气胸、双侧气胸、合并肺大疱者，以及肺功能不全不能耐受手术者。常用的硬化剂有多西环素和无菌滑石粉，以干粉喷洒或混悬剂注入胸腔，可经胸腔引流管注入或在胸腔镜直视下给药。为避免药物引起的局部剧痛，可在胸腔先注入适量利多卡因，并让患者转动体位，充分麻醉胸膜，麻醉后 15 ～ 20 min 注入硬化剂。若此方法一次无效，可重复注药。不良反应包括发热、胸痛，无菌滑石粉剂量过大可能引起急性呼吸窘迫综合征。

（四）手术治疗

胸腔镜直视下粘连带烙断术可促进受牵连的胸膜破口闭合。对肺大疱或破口，可采用喷涂纤维蛋白胶或医用 ZT 胶进行封闭。直径 < 20 mm 的肺大疱可用激光烧灼。此外，电视辅助胸腔镜外科手术可行肺大疱结扎、肺叶或肺段切除，具有微创、安全、不易复发等优点。

手术治疗的适应证包括持续漏气、复发性气胸、自发性双侧气胸、首次发生气胸以及从事高危职业者，如潜水员或飞行员。如患者无禁忌证可行开胸修补破口、肺大疱结扎。若肺内原有明显病变，可考虑切除病变肺叶或肺段。相比于其他治疗，手术治疗远期效果最好，复发率最低。

（五）并发症及其治疗

1. 纵隔气肿和皮下气肿的治疗

纵隔气肿和皮下气肿多见于张力性气胸。肺泡破裂逸出的气体进入肺间质，肺间质内的气体沿着血管鞘进入纵隔，甚至进入皮下组织，导致纵隔气肿和（或）皮下气肿。张力性气胸胸膜腔穿刺排气或胸腔闭式引流后，也可沿针孔或切口出现皮下气肿。单纯皮下气肿者可暂不处理，但应密切观察病情变化。患者吸入浓度较高的氧气可增加纵隔内氧浓度，有利于气体吸收。对于纵隔气肿张力过高者，可进行胸骨上窝穿刺或切开排气。

2. 血气胸的治疗

血气胸多由创伤所致。肺完全复张后出血多能自行停止，若出血不止，除排气、排液及适当输血外，应采取手术治疗结扎出血的血管。

3. 脓气胸的治疗

肺炎克雷伯菌、铜绿假单胞菌、结核分枝杆菌等引起的坏死性肺炎，肺脓肿及干酪样肺炎可并发脓气胸，脓气胸也可由胸腔穿刺或肋间插管引流所致。患者需插管引流，用生理盐水冲洗胸腔，根据细菌学检查结果及药敏试验结果选择有效抗生素，必要时根据具体情况考虑手术治疗。

五、护理措施

（一）一般护理

急性自发性气胸患者应绝对卧床休息，避免用力、屏气、咳嗽等增加胸腔内压的活动。血压平稳者取半卧位，有利于呼吸、咳嗽排痰及胸腔引流。卧床期间，护士应协助患者每 2 h 翻身一次，如有胸腔引流管，翻身时应注意防止引流管脱落。

（二）氧疗护理

护士应根据患者缺氧的严重程度选择适当的吸氧方式和吸入氧流量，保证患者动脉血氧饱和度（SaO_2）> 90%，对于选择保守治疗的患者，应给予高浓度吸氧，有利于促进胸膜腔内气体的吸收。

（三）病情观察

护士应密切观察患者的呼吸频率、呼吸困难和缺氧的情况，以及治疗后患侧呼吸音的变化等。观察患者有无心率加快、血压下降等循环衰竭的征象，在大量排气或放置胸腔引流管后，如呼吸困难缓解后再次出现胸闷，并伴有顽固性咳嗽、患侧肺部出现湿啰音，应考虑复张性肺水肿的可能，应立即报告主管医生进行处理。

（四）心理护理

患者由于疼痛和呼吸困难出现紧张、焦虑和恐惧等反应，导致耗氧量增加、呼吸浅快，从而加重呼吸困难和缺氧。因此当患者呼吸困难严重时护士需尽量在床边陪伴，解释病情并及时回应患者的需求。在做各项检查、操作前护士应向患者解释目的和效果，即使在非常紧急的情况下，也应在实施操作的同时进行简要的解释，不应只顾执行治疗性护理而忽略患者的心理护理。

（五）排气治疗患者的护理

协助医生做好患者胸膜腔穿刺排气或胸腔闭式引流术的准备和配合工作，使患者的肺尽早复张、减轻呼吸困难症状。此处主要介绍胸腔闭式引流患者的护理。

1. 术前准备

应向患者简要说明胸腔闭式引流的目的、意义、过程及注意事项，取得患者配合以及理解。检查引流装置的密闭性，确保患者的胸腔和引流装置之间密闭。

2. 保证有效地引流

1）确保引流装置安全

引流瓶搁置在患者胸部以下且不易踢到的地方，任何时候液面应低于引流管胸腔出口平面 60 cm，防止瓶内液体反流进入胸腔。妥善固定引流管。

2）观察引流管

护士应密切观察引流管内的水柱是否随呼吸上下波动，以及有无气体自水封瓶液面逸出。必要时，请患者做深呼吸或咳嗽，如水柱有波动，表示引流通畅。若水柱波动不明显，液面无气泡冒出，患者无胸闷、呼吸困难等症状，可能是肺组织已经恢复张力；若患者出现呼吸困难加重、发绀、大汗淋漓、胸闷、气管偏向健侧等症状，应立即通知医生紧急处理。观察引流液的量、色和性状，并做好记录。

3）防止胸腔积液或渗出物堵塞引流管

当引流液黏稠或引流血性液体时，护士应根据病情定时捏挤引流管（由胸腔端向引流瓶端方向捏挤）。

4）防止意外拔管

患者外出或下床活动时护士需要用双钳夹闭引流管，防止意外脱落、漏气或引流液反流等意外情况。若胸腔引流管不慎滑出胸腔，立即嘱患者呼气或者憋气，同时迅速用凡士林纱布及胶布封闭引流口，并立即通知医生进行处理。

3. 引流装置及伤口护理

护士应严格进行无菌操作，引流瓶上的排气管外端用纱布包扎好，避免空气中脏物进入引流瓶。每日更换引流瓶，更换时应注意连接管和接头的消毒，更换前用双钳夹闭引流管近心端，更换完毕检查无漏气，再解开双钳，以防止气体进入胸腔再次造成气胸。当伤口有分泌物时及时更换敷料。

4. 肺功能锻炼

护士应鼓励患者每 2 h 进行一次深呼吸、咳嗽和吹气球练习，以促进受压萎陷的肺扩张，加速胸腔内气体排出，促进肺复张。需要避免持续性剧烈咳嗽。

5. 拔管护理

护士应在拔管前做好患者和物品准备。拔管后注意观察患者有无胸闷、呼吸困难，切口有无漏气、出血、皮下气肿等。

六、健康教育

（一）疾病知识的指导

护士应向患者解释坚持肺部基础疾病治疗的重要性：向患者介绍继发性自发性气胸的发生大多是由于肺部有基础疾病的存在，因此遵医嘱积极治疗肺部基础疾病对于预防气胸的复发极为重要。

护士应指导患者避免诱发气胸：①患者应避免抬举重物、剧烈咳嗽、屏气、用力排便等，并采取有效的预防便秘措施。②注意劳逸结合，在气胸痊愈后的 1 个月内，患者不要进行剧烈运动，如打球、跑步等。③患者应保持心情愉快、避免情绪波动。④吸烟者需要戒烟。

（二）病情监测的指导

护士应告知患者若出现突发性胸痛，随即感到胸闷、气急，可能为气胸复发，需要立即就诊。

第四节　支气管哮喘

支气管哮喘简称"哮喘"，是由多种细胞（如嗜酸性粒细胞、肥大细胞、巨噬细胞、中性粒细胞等）和细胞组分参与的气道慢性炎症性疾病。这种慢性炎症导致气道高反应性和广泛多变的可逆性气流受限，并引起反复发作性的喘息、气急、胸闷或咳嗽等症状，常在夜间和（或）清晨发作或加重，多数患者可自行缓解或在治疗后缓解。哮喘如耽误诊治，随病程的延长可发生气道不可逆性狭窄和气道重塑，因此，合理的防治至关重要。

哮喘是全球性疾病，全球约有 3 亿患者，儿童患病率高于青壮年，老年人群的患病率有增高趋势，城市患病率高于农村。成人男女患病率相近，约 40% 的患者有家族史。

一、病因与发病机制

（一）病因

哮喘的病因尚不十分清楚，目前认为本病受遗传因素和环境因素的双重影响。

1. 遗传因素

哮喘患者的亲属患病率高于群体患病率，且亲缘关系越近患病率越高。目前认为哮喘是多基因遗传病，有研究表明，气道高反应、免疫球蛋白 E（IgE）调节和特应性相关的基因在哮喘的发病中起着重要作用。

2. 环境因素

环境因素主要包括变应原性和非变应原性因素，其中吸入性变应原是哮喘最重要的激发因素，而其他一些非变应原性因素也可促进哮喘的发生。

1）变应原性因素

（1）室内变应原：尘螨是最常见的室内变应原，包括屋尘螨、粉尘螨、羽尘螨和多毛螨。90% 以上的螨类存在于屋尘中，屋尘螨是持续潮湿的气候中最主要的螨虫。屋尘螨变应原由螨虫身体各部分、分泌物和排泄物组成。屋尘螨主要致敏蛋白组分为 Der p1 和 Der p2，为半胱氨酸蛋白酶，这些致敏蛋白组分具有蛋白溶解活性，它们更容易进入具有免疫活性的细胞。家养宠物如猫、狗、鸟等也是室内变应原的重要来源，这些变应原存在于它们的皮毛、唾液、尿液与粪便中。猫是这些动物中最重要的致敏者，其主要致敏蛋白组分 Fel d1 是引起哮喘急性发作的主要危险因子。

狗产生 2 种重要的致敏蛋白组分（Can f1 和 Can f2）。蟑螂也是常见的室内变应原，常见的与哮喘相关的蟑螂有美洲大蠊、德国小蠊、东方蜚蠊和黑胸大蠊。真菌也是存在于室内空气中的变应原之一，特别是在阴暗潮湿及通风不良的地方。此外，真菌也容易生长在制冷、加热、湿化系统中，室内湿化器促进了真菌生长，增加了真菌空气传播的危险性。常见的真菌有青霉、曲霉、分枝孢子菌属和念珠菌等。

（2）室外变应原：花粉和草粉是常见的引起哮喘发作的室外变应原，对哮喘的影响随气候和地域条件变化而变化。木本植物（树）花粉常引起春季哮喘，而禾本植物的草类和莠草类花粉常引起秋季哮喘。我国东部地区主要为豚草花粉，北部主要为蒿草类花粉。

（3）职业性变应原：可引起职业性哮喘的常见变应原有油漆、谷物粉、面粉、木屑、橡胶活性染料、过硫酸盐、乙二胺等。

（4）食物：如鱼、虾、蟹、蛋类、牛奶等均是常见的变应原，食物中的添加剂如防腐剂、染色剂也可引起哮喘急性发作。

（5）药物：阿司匹林和一些非糖皮质激素类抗炎药是药物所致哮喘的主要变应原，其他一些药物如普萘洛尔、抗生素（青霉素）等也可引起哮喘发作。

2）非变应原性因素

（1）大气污染：大气污染可致支气管收缩、一过性气道反应性增高，并能增强对变应原的反应。日常生活中诱发哮喘的常见大气污染物有 SO_2、NO、CO 等。

（2）吸烟：吸烟对哮喘的影响已有明确的结论，主动吸烟会促使哮喘患者肺功能下降，加重病情并削弱治疗效果。被动吸烟也是诱发哮喘的重要因素，特别是那些父母抽烟的哮喘儿童，常因被动吸烟而引起哮喘发作。母亲在妊娠期间吸烟也会影响胎儿的肺功能，增加日后发生哮喘的概率。

（3）感染：流行病学证据证实呼吸道感染与儿童和成人的哮喘急性发作均有密切关系。呼吸道感染常见病毒有呼吸道合胞病毒、腺病毒、鼻病毒、流感病毒、副流感病毒、冠状病毒，以及某些肠道病毒。与成人哮喘有关的病毒以鼻病毒和流感病毒为主；呼吸道合胞病毒、腺病毒、副流感病毒和鼻病毒则与儿童哮喘发作关系较为密切。

（4）月经、妊娠等生理因素：部分女性哮喘患者在月经期前 3～4 d 有哮喘加重的现象，这与经前期孕酮水平的突然下降有关。妊娠也是诱发哮喘加重的因素之一，因为妊娠期间的生理变化和激素水平的改变会影响气道平滑肌的反应性。

（5）精神和心理因素：部分哮喘的发生和加重与精神和心理因素有关。有报道称 70% 的患者哮喘发作受心理因素影响，哮喘患者常见的心理异常表现为焦虑、抑郁、过度的躯体关注等。

（6）运动：运动诱发哮喘发作是较为常见的问题。跑步、爬山等运动尤其容易促使轻度哮喘或稳定期哮喘发作。

（7）其他：微量元素缺乏，主要是缺铁、缺锌等可能诱发哮喘。

（二）发病机制

哮喘的发病机制非常复杂，变态反应、气道炎症、气道高反应性和神经调节等因素及其相互作用被认为在哮喘的发病中具有重要作用。其中气道炎症是哮喘发病的本质，而气道高反应性是哮喘患者共同的病理生理特征。

根据变应原吸入后哮喘发生的时间，哮喘的变态反应可分为速发相哮喘反应（IAR）、迟发相哮喘反应（LAR）和双相型哮喘反应（OAR）。IAR 在吸入变应原的同时立即发生反应，15 ～ 30 min 达高峰，2 h 逐渐恢复正常。LAR 在吸入变应原6 h 后发作，持续时间长，可达数天，症状重，常呈持续性哮喘表现，为气道慢性炎症反应的结果。OAR 指患者在吸入变应原后，先后出现 IAR 和 LAR。

疾病早期，无明显器质性病理改变。随疾病进展，肉眼可见肺膨胀及肺气肿，支气管及细支气管内含有黏稠痰液及黏液栓。支气管壁增厚、黏膜肿胀充血，形成皱襞。黏液栓栓塞局部，可出现肺不张。

二、临床表现

（一）症状

典型的哮喘表现为发作性的咳嗽、胸闷和伴有哮鸣音的呼气性呼吸困难。部分患者咳痰，多于发作趋于缓解时痰多，如无合并感染，常为白黏痰。发作时的严重程度和持续时间个体差异很大，轻者仅感呼吸不畅，或胸部有紧迫感。重者可感到极度呼吸困难，被迫采取坐位或呈端坐呼吸，甚至出现发绀等。哮喘可在数分钟内发作，持续数小时至数天，用支气管扩张剂后缓解或自行缓解，也有少部分不缓解而呈持续状态。在夜间及凌晨发作或加重常是哮喘的特征之一。不少患者发作有一定的季节性，好发于春夏交接时或冬季。也有部分女性患者在月经前或月经期间哮喘发作或加重。

临床上还存在部分非典型表现的哮喘。如咳嗽变异性哮喘（CVA），咳嗽为唯一的表现，常于夜间或凌晨发作，运动、吸入冷空气等诱发加重，气道存在高反应性，抗生素或镇咳、祛痰药治疗无效，使用支气管解痉剂或吸入糖皮质激素治疗有效。有些青少年患者，其哮喘症状表现为运动时出现胸闷、咳嗽和呼吸困难，这种哮喘称为运动性哮喘。还有部分哮喘患者，在症状控制良好的情况下，会突然发生致死性的哮喘发作，这种哮喘称为"脆性哮喘"。

研究还发现存在以胸闷作为唯一症状的不典型哮喘类型，取名为"胸闷变异性哮喘"（CTVA），以中青年多见，病程往往较长，起病隐匿，胸闷可由活动诱发，部分患者夜间发作较为频繁，可有季节性，但无咳嗽、喘息，亦无痰、无胸痛。此类哮喘易被误诊为心因性疾病。

（二）体征

典型的体征是发作时伴有哮鸣音的呼气性呼吸困难，这是判断哮喘是处于发作期还是处于缓解期的重要指标。一般哮鸣音的强弱和支气管痉挛的程度相关，哮鸣音越强，往往说明支气管痉挛越严重。在哮喘症状缓解后，支气管痉挛减轻，哮鸣音也随之减弱或消失，但需注意，不能靠哮鸣音的强弱和范围来估计哮喘急性发作的严重程度。当气道极度收缩加上黏液栓阻塞时，气流反而减弱，这时哮鸣音减弱，甚至完全消失，表现为"沉默肺"，这是病情危重的表现。哮喘发作时还可有肺过度充气体征，如桶状胸、叩诊呈过清音、呼吸音减弱等，呼吸辅助肌和胸锁乳突肌收缩增强，严重时可有发绀、颈静脉怒张、奇脉、胸腹反常运动等。非发作期体征可无异常。

（三）分期

哮喘根据临床表现可分为三期：急性发作期、慢性持续期、临床控制期。

1. 急性发作期

急性发作期是指患者喘息、咳嗽、胸闷等症状突然发生或症状加重，常有呼吸困难，以呼气流量降低为其特征，原因是气道慢性炎症、长期接触变应原或治疗不当。

2. 慢性持续期

慢性持续期又称非急性发作期，患者哮喘即使没有急性发作，但在相当长的时间内仍有不同频率和（或）不同程度地出现喘息、咳嗽、胸闷等症状，肺通气功能下降。

3. 临床控制期

临床控制期指患者无喘息、气急、胸闷等症状4周以上，近一年无急性发作，肺功能正常。

（四）并发症

哮喘发作时可并发气胸、纵隔气肿、肺不张。反复发作和感染可并发慢性支气管炎、肺气肿和肺源性心脏病。

三、辅助检查

（一）实验室检查

哮喘发作时血常规中嗜酸性粒细胞计数增多；痰涂片亦可见嗜酸性粒细胞计数增多。

（二）肺功能检查

1. 通气功能检测

在哮喘发作时呈阻塞性通气功能障碍表现，呼气流速显著下降，FEV_1、FEV_1/FVC、PEF均降低。肺容量指标用力肺活量减少、残气量增多、功能残气量和肺总量增加，残气量占肺总量比值增高。在临床控制期上述通气功能指标逐渐恢复。

2. 支气管激发试验

可采用支气管激发试验测定气道反应性。常用吸入激发剂为醋甲胆碱和组胺。

患者在吸入激发剂后通气功能下降、气道阻力增加。支气管激发试验只适用于非哮喘发作期 FEV_1 在正常预计值的 70% 以上的患者。在设定的激发剂量范围内，如 FEV_1 下降 $\geqslant 20\%$，可诊断为支气管激发试验阳性。

3. 支气管舒张试验

支气管舒张试验测定气道的可逆性。常用的吸入型支气管扩张剂有沙丁胺醇、特布他林等，支气管舒张试验阳性标准：①当吸入支气管扩张剂 20 min 后重复测定肺功能，FEV_1 较用药前增加 $\geqslant 12\%$，且其绝对值增加 $\geqslant 200$ mL；② PEF 较治疗前增加 $\geqslant 60$ L/min 或增加 $\geqslant 20\%$。

4. 呼气流量峰值及其变异率

测定 PEF 可反映气道通气功能的变化。在哮喘发作时 PEF 下降。若平均每天昼夜 PEF 变异率 > 10%，或 PEF 周变异率 > 20%，则符合气道可逆性改变的特点。

（三）血气分析

在哮喘严重发作时可有 PaO_2 降低。轻度哮喘，由于过度通气可致 $PaCO_2$ 下降，血 pH 值上升，表现为呼吸性碱中毒。重症哮喘，气道阻塞严重，出现 CO_2 潴留，$PaCO_2$ 上升，表现为呼吸性酸中毒。如缺氧明显，可合并代谢性酸中毒。

（四）胸部 X 线检查

在哮喘发作时，双肺透亮度增高，呈过度充气状态，如肋间隙增宽、膈肌下降。当合并感染时，可见肺纹理增加和炎性浸润阴影。

（五）特异性变应原的检测

大多数哮喘患者对众多的变应原和刺激物敏感。结合病史，测定变应原指标有助于病因的诊断，避免或减少对该致敏因素的接触。常用的检测方法：检测患者的血清特异性 IgE、皮肤变应原试验。哮喘患者血清特异性 IgE 可较正常人明显增高。

四、治疗

对于哮喘，目前临床无特效的根治方法。治疗目的为控制症状，减少复发，防止病情恶化，维持肺功能正常，维持正常活动能力。

（一）脱离变应原

立即使患者脱离可能的变应原并长期避免接触，消除其他非特异刺激因素，是防治哮喘最有效的方法。

（二）药物治疗

1. 缓解哮喘发作的药物

1）β_2 受体激动剂

β_2 受体激动剂主要通过作用于呼吸道的 β_2 受体，舒张支气管平滑肌。短效 β_2 受体激动剂是控制哮喘急性发作的首选药物，常用的短效 β_2 受体激动剂有沙丁胺醇、特布他林和非诺特罗等，作用时间为 4 ～ 6 h。长效 β_2 受体激动剂有福莫特罗、沙美特罗及丙卡特罗等，作用时间为 10 ～ 12 h，有一定抗气道炎症和增强黏液 – 纤毛运输功能的作用。长效 β_2 受体激动剂不宜单独使用，需与吸入型糖皮质激素联合应用。缓释型及控释型 β_2 受体激动剂的疗效维持时间较长，用于防治反复发作性哮喘和夜间哮喘。

β_2 受体激动剂用药方法有定量气雾剂吸入、干粉吸入、持续雾化吸入等，也可用口服或静脉注射。首选吸入法，因药物直接作用于呼吸道，局部浓度高且作用迅速，所用剂量较小，全身性不良反应少。短效 β_2 受体激动剂常用沙丁胺醇或特布他林，每喷 100 μg，3 ～ 4 次 /d，1 ～ 2 喷 / 次。长效 β_2 受体激动剂如福莫特罗每喷 4.5 μg，2 次 /d，1 喷 / 次。持续雾化吸入方法简单，易于配合，多用于重症患者和儿童患者。注射用药易引起心律失常，因而只用于严重哮喘或其他用法无效时，一般每次用量为沙丁胺醇 0.4 mg。

2）茶碱类药物

茶碱类药物是治疗哮喘的有效药物。通过抑制磷酸二酯酶，提高平滑肌细胞内的环腺苷酸（cAMP）浓度，松弛支气管平滑肌；拮抗腺苷受体；刺激肾上腺分泌肾上腺素，增强呼吸肌的收缩；增强气道纤毛清除功能和抗炎作用。茶碱类药物与糖皮质激素有协同作用。氨茶碱一般口服剂量为（6 ～ 10）mg/（kg·d）；危重症哮喘患者宜静脉给药，静脉注射首次剂量为（4 ～ 6）mg/kg，注射速度不超过 0.25 mg/（kg·min），静脉滴注维持量为（0.6 ～ 0.8）mg/（kg·h），每日用量一般不超过 1.0 g。控（缓）释茶碱制剂可用于夜间哮喘。

3）抗胆碱药

抗胆碱药为胆碱能受体（M 受体）拮抗剂，降低迷走神经兴奋性而舒张支气管及减少痰液分泌，与 β_2 受体激动剂联合应用有协同作用，适用于夜间哮喘及痰液多的患者。短效抗胆碱药常用异丙托溴铵吸入或雾化吸入，约 10 min 起效，维持 4 ～ 6 h。长效抗胆碱药噻托溴铵为选择性 M_1、M_3 受体拮抗剂，药效维持时间可达 24 h，不良反应少。

2. 控制和预防哮喘发作的药物

1）糖皮质激素

糖皮质激素是当前控制哮喘发作最有效的药物。主要作用机制是抑制炎症细胞的迁移和活化，抑制细胞因子的生成，抑制炎症介质的释放，增强平滑肌细胞 β_2 受体的反应性。可吸入、口服和静脉给药。吸入给药是目前推荐长期抗感染治疗哮喘的常用方法。常用吸入药物有倍氯米松、氟替卡松、莫米松、布地奈德等，通常需规律用药 1 周以上方能生效。口服给药用于吸入糖皮质激素无效或需要短期加强的患者。常用药物为泼尼松或泼尼松龙，起始剂量为 30 ～ 60 mg/d，在症状缓解后逐渐减量至 ≤ 10 mg/d，然后停用或改用吸入剂。静脉给药用于重度或严重哮喘发作时，常用药物有琥珀酸氢化可的松，常用剂量为 100 ～ 400 mg/d，或用甲泼尼龙

$80 \sim 160$ mg/d。在症状缓解后逐渐减量，然后改为口服或吸入剂维持。

2）白三烯调节剂

白三烯（LT）调节剂具有抗炎和舒张支气管平滑肌的作用。常用药物有扎鲁司特 20 mg，2 次 /d，口服；或用孟鲁司特 10 mg，1 次 /d，口服。

3）其他

色甘酸钠是非糖皮质激素类抗炎药，对预防运动或变应原诱发的轻度哮喘有效。色甘酸钠雾化吸入 $3.5 \sim 7.0$ mg 或干粉吸入 20 mg，$3 \sim 4$ 次 /d。酮替芬和新一代组胺 H_1 受体拮抗剂阿司咪唑、氯雷他定等对轻症哮喘和季节性哮喘有一定效果，也可与 β_2 受体激动剂联合用药。

（三）急性发作期的治疗

急性发作期的治疗目的是尽快缓解气道阻塞，纠正低氧血症，恢复肺功能，预防进一步恶化或再次发作，防治并发症。一般根据哮喘的分度进行综合性治疗。

1. 轻度

在发作的第 1 小时内吸入短效 β_2 受体激动剂，每 20 分钟 $1 \sim 2$ 喷。当效果不佳时可加服小剂量茶碱缓释片（200 mg/d），或加用抗胆碱药如异丙托溴铵气雾剂吸入。

2. 中度

在发作的第 1 小时内可持续雾化吸入 β_2 受体激动剂，或口服长效 β_2 受体激动剂，或联合白三烯调节剂、糖皮质激素混悬液雾化吸入，必要时可静脉注射氨茶碱。

3. 重度至危重度

持续雾化吸入 β_2 受体激动剂，联合用长效 β_2 受体激动剂、抗胆碱药，或静脉滴注氨茶碱或沙丁胺醇，加服白三烯调节剂。静脉滴注糖皮质激素，如琥珀酸氢化可的松或甲泼尼龙，待病情控制和缓解后，改为口服给药。注意维持水、电解质及酸碱平衡，纠正缺氧，当病情恶化缺氧状态不能纠正时，进行机械通气。

（四）哮喘非急性发作期的治疗

哮喘经过急性发作期治疗症状得到控制，其哮喘的慢性炎症病理生理改变仍然存在，因此，必须根据哮喘的控制水平，联合用药，个体化用药，以最小剂量、最简单的联合，副作用最小，最佳控制症状为原则，制订合适的长期治疗方案。

1. 良好控制

根据个体差异按需吸入 β_2 受体激动剂或口服 β_2 受体激动剂以控制症状。小剂量口服茶碱也能达到疗效。亦可考虑定量吸入低剂量糖皮质激素（$200 \sim 400$ μg/d）。在运动或对环境中已知变应原接触前吸入 β_2 受体激动剂或色甘酸钠或口服白三烯调节剂。只有当哮喘控制维持至少 3 个月后，治疗方案方可降级。

2. 部分控制

定量吸入中等剂量糖皮质激素（$400 \sim 800$ μg/d）。按需吸入 β_2 受体激动剂，效果不佳时加用吸入型长效 β_2 受体激动剂，口服 β_2 受体激动剂缓释片、小剂量茶碱缓释片或白三烯调节剂等，亦可同时吸入抗胆碱药。

3. 未控制

高剂量吸入糖皮质激素 800 ～ 1 600 μg/d。应规律吸入或口服 β_2 受体激动剂、茶碱缓释片，或 β_2 受体激动剂联用抗胆碱药，或加服白三烯调节剂。若仍有症状，需规律口服泼尼松或泼尼松龙，长期服用者，尽可能将剂量维持于 ≤ 10 mg/d。

（五）免疫疗法

免疫疗法分为特异性和非特异性两种。前者又称脱敏疗法，一般采用特异性变应原（如尘螨、花粉、猫毛等）进行定期反复皮下注射，剂量由低至高，以产生免疫耐受性，使患者脱敏。非特异性免疫疗法，如注射卡介苗、转移因子等生物制品抑制变应原反应的方法。目前采用基因工程制备的人重组抗 IgE 单克隆抗体治疗在中、重度变应性哮喘的治疗中已取得较好疗效。

五、护理诊断

气体交换受损：与支气管痉挛、气道炎症、气道阻力增加有关。

清理呼吸道无效：与支气管黏膜水肿、分泌物增多、痰液黏稠、气管痉挛、无效咳嗽等有关。

知识缺乏：患者缺乏哮喘的防治知识和正确使用定量吸入器的相关知识。

活动无耐力：与缺氧、呼吸困难有关。

潜在并发症：呼吸衰竭、纵隔气肿、肺源性心脏病等。

六、护理措施

（一）一般护理

1. 环境与体位护理

患者周围有变应原时应尽快脱离该环境，脱离变应原的接触是防治哮喘最有效的方法。护士应为患者提供安静、舒适、温湿度适宜的环境，保持室内清洁、空气流通，避免刺激性气体、粉尘和烟雾。病室不宜摆放花草，避免使用动物皮毛、羽绒、地毯或蚕丝织物。指导患者根据病情采取舒适体位，哮喘急性发作时取端坐位，提供床旁桌支撑，以减少体力消耗。

2. 心理护理

哮喘新近发生和重症发作的患者，通常感到情绪紧张，甚至惊恐不安。护士应多巡视病室，给予患者心理疏导和安慰，耐心解释病情和治疗措施及治疗效果，同时尽快控制发作。消除过度紧张的状态，对减轻哮喘发作的症状和控制病情有重要意义。

3. 饮食护理

护士应嘱咐患者摄入清淡、易消化、能量足够的食物，避免进食有刺激性的食物，如过冷、过热、油煎炸的食物或酒、汽水等；避免食用可能诱发哮喘的食物，如鱼、虾、蟹等海鲜，蛋类，牛奶等；若能找出与哮喘发作有关的食物，也应避免食用。某些食物添加剂如酒石黄、亚硝酸盐（在制作糖果、糕点中用于漂白或防腐）也可诱发哮喘发作，应当提醒患者引起注意。劝导患者戒酒、戒烟。

4. 体液护理

在哮喘急性发作时，患者呼吸增快、出汗，常伴脱水、痰液黏稠，形成痰栓阻塞小支气管加重呼吸困难。护士应鼓励患者每天饮水 2 500 ～ 3 000 mL，以补充丢失的水分，稀释痰液。重症者应建立静脉通道，遵医嘱及时、充分补液，纠正水、电解质和酸碱平衡紊乱。

5. 皮肤与口腔护理

当哮喘发作时，患者常会大量出汗，护士应指导患者每天以温水擦浴身体，勤换衣服、床单，保持皮肤的清洁、干燥和舒适。协助并鼓励患者咳嗽后用温水漱口，保持口腔清洁。

（二）氧疗护理

重症哮喘患者应遵医嘱给予鼻导管或面罩吸氧，吸氧流量为 1 ～ 3 L/min，吸入氧浓度一般不超过 40%。为避免气道干燥刺激而导致气道痉挛和痰液黏稠，吸入的氧气应尽量湿化。在给氧过程中，护士应注意观察患者呼吸的频率、节律和深度，注意意识、发绀情况，监测动脉血气，判断氧疗效果。

（三）病情观察

护士应观察患者哮喘发作的前驱症状，如鼻咽痒、打喷嚏、流涕、眼痒等。当哮喘发作时，观察患者意识状态，呼吸频率、节律、深度及辅助呼吸肌是否参与呼吸运动，皮肤黏膜是否发绀等，监测呼吸音、哮鸣音变化，监测动脉血气和肺功能情况，了解病情和治疗效果。当哮喘严重发作，经治疗病情无缓解，$PaO_2 < 60$ mmHg，$PaCO_2 > 50$ mmHg 时，做好机械通气准备工作。加强对急性发作期患者的监护，尤其在夜间和凌晨哮喘易发作的时段。

（四）用药护理

护士应观察药物疗效和不良反应。

1. β_2 受体激动剂

护士应指导患者按医嘱用药，不宜单一、长期、规律、大量使用。因为长期应用可引起 β_2 受体功能上调和气道反应性增高，出现耐药性。静脉滴注沙丁胺醇时应注意控制滴速（2 ～ 4 μg/min）。在用药过程中观察患者有无心悸、骨骼肌震颤、低血钾等不良反应。

2. 茶碱类药物

茶碱类药物的不良反应有恶心、呕吐等胃肠道症状，心律失常，血压下降，尿量增多，严重者可致抽搐甚至死亡，急性心肌梗死和高血压患者禁用。合用西咪替丁、喹诺酮类、大环内酯类药物等可影响茶碱类药物的代谢而使其排泄减慢，护士应加强观察，同时适当减少用量。发热患者、孕妇、小儿或老年患者，有心、肝、肾功能障碍者及甲状腺功能亢进者不良反应增加。常口服用药，饭后服用可减轻胃肠道反应，局部刺激性大，不宜肌内注射。静脉滴注适用于哮喘急性发作且近 24 h 未用过茶碱类药物的患者，滴注浓度不宜过高，速度不宜过快，滴注时间宜在 10 min 以上，以防发生中毒。用药时监测血药浓度可减少不良反应的发生，其安全浓度为 6 ~ 15 µg/mL。应告知患者茶碱缓释片不能嚼服，必须整片吞服。

3. 糖皮质激素

患者长期应用糖皮质激素，可抑制免疫反应，致真菌感染，以及向心性肥胖、痤疮、骨质疏松症、胃肠道刺激，甚至消化道出血、低钾血症等。吸入药物治疗，全身性不良反应少，少数患者可出现口腔念珠菌感染、声音嘶哑或呼吸道不适，护士应指导患者喷药后必须立即用清水充分漱口以减轻局部反应。口服用药宜在饭后服用，以减轻对胃肠道黏膜的刺激。雾化吸入糖皮质激素可减少其口服量，当用吸入剂替代口服剂时，通常需同时使用 2 周后再逐步减少口服量。患者不得自行减量或停药，以免引起肾上腺危象。

4. 其他药物

色甘酸钠：少数患者吸入后可有咽喉不适、胸闷，偶见皮疹，孕妇慎用。

抗胆碱药：药物吸入后，少数患者可有口苦或口干感。

酮替芬：有头晕、口干、嗜睡等不良反应，高空作业人员、驾驶员、操纵精密仪器者应慎用。

白三烯调节剂：主要不良反应是较轻微的胃肠道症状，少数有皮疹、血管性水肿、转氨酶升高，停药后可恢复。

七、健康教育

（一）疾病知识指导

护士应与患者共同制订长期管理、防止复发的计划。向患者告知哮喘的诱发因素、治疗目的和效果，以提高患者在治疗中的依从性。通过教育使患者懂得哮喘虽不能彻底治愈，但只要坚持充分的正规治疗，完全可以有效地控制哮喘的发作，能完成日常工作和学习。针对个体情况，指导患者有效控制可诱发哮喘发作的各种因素，如避免摄入引起过敏的食物；避免强烈的精神刺激和剧烈运动；避免持续的喊叫等过度换气动作；不养宠物；避免接触刺激性气体及预防呼吸道感染；劝导患者及其家属戒烟；外出时戴围巾或口罩避免冷空气刺激；在缓解期应加强体育锻炼、耐寒锻炼及耐力训练，以增强体质。

（二）病情监测指导

护士应指导患者识别哮喘发作的先兆表现和病情加重的征象，学会在哮喘发作时进行简单的紧急自我处理方法。指导患者利用峰流速仪，监测 PEF，做好哮喘日记，为预防旧病复发和治疗提供参考资料。峰流速仪使用方法：患者取站立位，尽可能深吸一口气，然后用唇齿包住口含器后，以最快的速度，用 1 次最有力的呼气吹动游标滑动，游标最终停止的刻度，就是此次峰流速值。峰流速仪是发现早期哮喘发作最简便易行的方法，PEF 能判断哮喘控制的程度，根据 PEF 的变化及时调整治疗方案。

（三）用药指导

哮喘患者应了解自己所用药物的名称、用法、用量及注意事项，了解药物的主要不良反应及如何采取相应的措施来避免。掌握药物的使用方法是预防、缓解发作和提高患者生活质量的关键。护士必须指导患者掌握 β_2 受体激动剂和（或）糖皮质激素吸入剂的正确吸入技术，护士演示，指导患者反复练习，直至患者完全掌握，每次吸药完毕用温开水漱口。

1. 定量雾化吸入器

定量雾化吸入器（MDI）的使用需要患者协调呼吸动作，正确使用 MDI 是保证治疗成功的关键。方法如下：①打开盖子，摇匀药液；②患者先深呼吸数次，再在深呼气至不能再呼时，张口将 MDI 喷嘴置于口中，双唇包住咬口，以慢而深的方式经口吸气，吸气开始的同时用手指按压喷药，吸气末屏气 10 s，使较小的雾粒沉降在气道远端，然后缓慢呼气；③两喷之间休息 3 min 后再重复。儿童或重症患者可在 MDI 上加储药罐，以简化操作，增加吸入下呼吸道和肺部的药量，减少雾滴在口咽部沉积，提高雾化吸入的疗效。

2. 干粉吸入器

常用的干粉吸入器是都保装置和准纳器。

1）都保装置

都保装置即储存剂量型涡流式干粉吸入器，使用方法：①先旋松盖子并拔出，确保旋柄在下方；②握住吸入器使之直立，握住底部和中间部分，向一方旋转到底，再向相反方向旋转到底，听到"咔嗒"声，完成一次装药；③在吸药前轻轻向外呼气（不要对吸口呼气），双唇包住吸口用力缓慢深吸气，将药物吸入；④迅速闭口屏气 5 s 后再慢慢地呼气。

2）准纳器

使用方法：①一手握住准纳器外壳，另一手拇指向外推动滑动杆，露出吸口；②吸药前平稳呼吸几次后，尽量呼气；③然后双唇包住吸口，深而平稳地吸气同时推动滑动杆将药物吸入；④迅速闭口并屏气 10 s 后再缓慢呼气。

（四）心理 - 社会指导

护士应指导患者保持有规律的生活和乐观心态，积极参加体育锻炼，根据患者的爱好选择合适的项目，最大限度保持劳动能力。指导患者充分利用社会支持系统，动员与患者关系密切的家属或朋友参与对哮喘患者的管理，为其身心康复提供各方面支持。

第二章 感染科疾病患者的护理

第一节 病毒性肝炎

病毒性肝炎，简称"肝炎"，是由多种肝炎病毒引起的以肝脏损伤为主的一组全身性感染性疾病。目前按病原学明确分类的有甲型、乙型、丙型、丁型、戊型 5 种肝炎病毒。各型肝炎的病原学有所不同，但临床表现基本相似，主要临床表现为乏力、恶心、讨厌油腻食物、食欲减退、肝大、肝功能异常等，部分患者可出现黄疸。甲型及戊型肝炎主要表现为急性肝炎，经粪 – 口途径传播；乙型、丙型及丁型肝炎易转为慢性肝炎，少数可发展为肝硬化，甚至肝细胞癌，主要经血液、体液等胃肠外途径传播。我国为肝炎的高发区，其中以甲型肝炎、乙型肝炎多见，但两者都可通过接种疫苗进行预防。

一、病原学与发病机制

（一）病原学

1. 甲型肝炎病毒

甲型肝炎病毒（HAV）属于微小 RNA 病毒科中的嗜肝 RNA 病毒属，呈球形，感染后病毒在肝细胞内复制，随胆汁经肠道排出体外。患者早期出现 IgM 型抗体，一般持续 8 ～ 12 周，少数患者可延续 6 个月，IgG 型抗体可长期存在。

HAV 对外界的免疫力较强，耐低温、耐酸碱，在贝壳类动物、污水、海水、淡水、泥土中可存活数月，但对紫外线、热力及消毒剂敏感。加热温度至 60 ℃持续 30 min、80 ℃持续 5 min 或 100 ℃持续 1 min 可完全使之灭活。

2. 乙型肝炎病毒

乙型肝炎病毒（HBV）属于嗜肝 DNA 病毒科。HBV 感染者血清中存在 3 种形式的病毒颗粒：①大球形颗粒，是完整的 HBV 颗粒，又名 Dane 颗粒，由胞膜和核心两部分组成。②小球形颗粒。③核状颗粒。小球形颗粒、核状颗粒是不完整的病毒颗粒，为空心包膜。HBV 在肝细胞内合成后释放入血，还可存在于唾液、精液、阴道分泌液等体液中。

HBV 对外界的免疫力很强，对热、低温、干燥、紫外线及一般浓度的消毒剂均能耐受，煮沸 10 min、加热至 65 ℃持续 10 h 或使用高压蒸汽灭菌、2% 戊二醛及含氯消毒剂等可使之灭活。

3. 丙型肝炎病毒

丙型肝炎病毒（HCV）属于黄病毒科，为 RNA 病毒，呈球形。HCV 易变异，不易被机体清除。使用一般消毒剂、加热至 100℃持续 5 min、紫外线照射或采用高压蒸汽灭菌等可使之灭活。

4. 丁型肝炎病毒

丁型肝炎病毒(HDV)是一种必须与 HBV 或其他嗜肝 DNA 病毒共存才能复制、增殖的缺陷病毒，大多数情况下是在 HBV 感染的基础上引起重叠感染或与 HBV 同时感染。

5. 戊型肝炎病毒

戊型肝炎病毒（HEV）为无包膜 RNA 病毒，主要在肝细胞内复制，经胆道随粪便排出体外。HEV 在碱性环境下较稳定，对高热、氯仿敏感。

（二）发病机制与病理、生理特点

1. 发病机制

甲型肝炎：HAV 经口感染后经肠道入血，引起短暂的病毒血症，1 周后在肝细胞内复制，2 周后随胆汁从肠道排出体外。HAV 并不直接损伤肝细胞，其损伤可能通过免疫介导引起。

乙型肝炎：HBV 发病机制较复杂，HBV 通过注射或破损皮肤、黏膜进入机体后，经血液到达肝脏和其他器官（如胰腺、肾脏、淋巴结等），并在肝脏及相应组织细胞内复制，引起肝脏及肝外相应组织的病理改变和免疫功能改变，多数以肝脏病变最为突出。HBV 虽在肝细胞内复制，但并不引起明显的肝细胞损伤。肝细胞损伤主要是由机体的一系列免疫反应所致，即机体的免疫反应在清除 HBV 的过程中造成肝细胞损伤，其慢性化机制可能与免疫耐受有关。

丙型肝炎：HCV 引起肝细胞损伤的机制可能与病毒直接致病作用及免疫损伤有关，感染后易转为慢性，可能与 HCV 在血中水平低、抗原性弱、高度变异性等特点有关。急性丙型肝炎的主要损伤可能是 HCV 的直接致病造成肝细胞损伤，慢性丙型肝炎的主要损伤为免疫损伤。

各型病毒性肝炎的基本病变均以肝细胞损伤为主，肾脏、胰腺、脑、关节、皮肤及心血管系统也有一定损伤，主要表现为弥漫性肝细胞变性、坏死、再生，炎症细胞浸润和间质增生。

2. 病毒性肝炎病理、生理特点

1）黄疸

以肝细胞黄疸为主，主要原因为肝细胞破坏，胆小管受压、破裂，肝细胞膜通透性增加，肝细胞对胆红素的摄取、结合、排泄等功能障碍。

2）肝性脑病

肝性脑病多见于重症肝炎和晚期肝硬化。

3）出血

当严重肝功能受损时，合成凝血因子减少及弥散性血管内凝血导致凝血因子减少和血小板消耗引起出血。

4）腹腔积液

腹腔积液主要见于重症肝炎和失代偿期肝硬化，主要与水钠潴留、门静脉高压、低蛋白血症及淋巴回流障碍有关。

5）肝肾综合征

肝肾综合征主要见于重症肝炎和晚期肝硬化。

6）肝肺综合征

表现为低氧血症和高动力循环状态。

二、流行病学

（一）传染源

患者、亚临床感染者或病毒携带者是本病的主要传染源。

甲型与戊型肝炎的传染源为急性肝炎患者和亚临床感染者，甲型肝炎患者在起病前的 2 周至起病后的 1 周，从粪便中排出 HAV 的数量最多，传染性最强，少数患者起病后 30 d 仍排出 HAV。由于亚临床感染者数量较多，因此是最重要的传染源。

乙型、丙型、丁型肝炎的传染源有急性、慢性肝炎患者，亚临床感染者和病毒携带者，其传染性贯穿整个病程。慢性患者及病毒携带者是 HBV 最主要的传染源。急性丙型肝炎在病程 5 ~ 25 d 传染性最强，50% 以上可转为慢性，因此，慢性患者是丙型肝炎的主要传染源。丁型肝炎患者发生于 HBV 感染的基础上，主要传染源为慢性患者和病毒携带者。

（二）传播途径

HAV、HEV 以粪 - 口传播为主。传播途径为：①日常生活接触，是散发性发病的主要传播方式，主要通过污染的手、用具、玩具等污染食物或直接经口传播。②水源污染、食物（如毛蚶、生蚝等贝壳类食物）受污染，是暴发流行的主要传播途径。③苍蝇、蟑螂等起一定的媒介传播作用。

HBV、HCV、HDV 以血液和体液传播为主。传播途径为：①血液、体液传播。血液传播是最主要的传播方式，如输注含肝炎病毒的血液和血制品；此外，还可通过接种疫苗、使用带病毒的医疗器械、血液透析、脏器移植、意外针刺伤等造成血液传播。HDV 传播与 HBV 相似。HCV 主要通过输血传播。②母婴传播。包括宫内感染、围生期传播、分娩后传播。主要经胎盘、产道分娩、哺乳等传播，是 HBV 传播的重要途径。③生活密切接触传播。主要与接触唾液、乳汁、精液和阴道分泌物等各种体液和分泌物有关；此外，共用牙刷和剃刀，以及文眉、文身等同样可造成感染。

（三）易感人群

人类对各型肝炎病毒普遍易感。甲型肝炎以幼儿、学龄前儿童发病最多，其次为青年人，但暴发流行时各年龄组均可发病，感染后可获得持久免疫力。乙型肝炎多发生于婴幼儿及青少年，我国 30 岁以上的成人抗 –HBs 阳性率达 50%。各个年龄组对丙型肝炎和丁型肝炎普遍易感，抗 –HCV 和抗 –HDV 并非保护性抗体，感染后对不同毒株无保护性免疫。戊型肝炎普遍易感，以青壮年较多见，感染后免疫力不持久，孕妇感染后病情重、病死率较高。

（四）流行特征

甲型肝炎的发病率有明显的季节性，秋冬季为高峰，以散发为主，与人群居住条件、卫生习惯及教育程度有密切关系。戊型肝炎流行多发生于雨季或洪水后，呈地方性流行，在亚洲和非洲多见。乙型、丙型、丁型肝炎以散发为主，乙型肝炎有家庭聚集现象，无明显的季节性。我国曾是乙型肝炎高发区，全球乙型肝炎表面抗原（HBsAg）阳性携带者有 3.5 亿，其中我国有 1.2 亿，总感染率达 15%。近年来，随着乙肝疫苗的广泛接种，乙型肝炎的发病率有所下降，为 5% ~ 7%。

三、临床表现

潜伏期：甲型肝炎 5 ~ 45 d，平均 30 d；乙型肝炎 30 ~ 180 d，平均 70 d；丙型肝炎 15 ~ 150 d，平均 50 d；丁型肝炎 28 ~ 140 d；戊型肝炎 10 ~ 70 d，平均 40 d。

甲型和戊型肝炎主要表现为急性肝炎。乙型、丙型、丁型肝炎除了急性肝炎表现外，慢性肝炎更常见。5 种肝炎病毒之间可出现重叠感染或协同感染而使病情加重。

（一）急性肝炎

急性肝炎根据是否出现黄疸分为两型：急性黄疸型肝炎和急性无黄疸型肝炎。

1. 急性黄疸型肝炎

急性黄疸型肝炎的典型特征为急性起病。典型的临床表现有阶段性，分为三期。

1）黄疸前期

本期持续 5 ~ 7 d。表现为：①病毒血症。患者出现畏寒、发热、疲乏等全身不适。甲型及戊型肝炎起病较急，体温多在 38℃以上，持续时间较短，多为 1 ~ 3 d。乙型肝炎起病较缓慢，多无发热或发热不明显。②消化系统症状。患者出现食欲减退、厌油、恶心、呕吐，部分患者出现腹胀、腹痛和腹泻等。③其他症状。部分乙型肝炎患者可出现荨麻疹、斑丘疹、血管神经性水肿和关节痛等血清病样表现。本期末出现尿黄。

2）黄疸期

本期可持续 2 ~ 6 周。患者尿色加深如浓茶样，巩膜和皮肤黄染，而黄疸前期的症状好转。黄疸可逐渐加深，1 ~ 3 周达到高峰。部分患者可有一过性大便颜色变浅、皮肤瘙痒、心动过缓等肝内胆汁淤积的表现。患者体检常见肝大，质地软，有轻度压痛及叩击痛。部分患者可有轻度脾大。

3）恢复期

本期平均持续6周。患者上述症状消失，黄疸逐渐消退，肝脾回缩，肝功能逐渐恢复正常。

2. 急性无黄疸型肝炎

急性无黄疸型肝炎较急性黄疸型肝炎多见。除黄疸外，其他临床症状与黄疸型相似，多较急性黄疸型肝炎轻。因其患者不易被发现而成为重要的传染源。

（二）慢性肝炎

急性肝炎病程超过半年，称为慢性肝炎，见于乙型、丙型、丁型肝炎。患者通常无发热，症状类似急性肝炎，如出现疲乏、全身不适、食欲减退、厌油、腹胀等，体检见慢性肝病体征：面色晦暗、蜘蛛痣、肝掌或脾大。实验室检查血清丙氨酸氨基转移酶（ALT）反复或持续升高，白蛋白（A）降低，球蛋白（G）增高，白蛋白／球蛋白（A／G）异常；血清胆红素升高。慢性乙型肝炎根据HBeAg阳性与否，分为HBeAg阳性及HBeAg阴性两种。

（三）重型肝炎

重型肝炎又称肝衰竭。重型肝炎占全部患者的0.2%～0.5%，病死率可高达80%。随着治疗水平不断提高，病死率有所下降。

各型肝炎均可引起重型肝炎。但甲型及丙型肝炎占比较少。乙型肝炎重叠其他肝炎、妊娠妇女感染戊型肝炎易发展为重型肝炎。

1. 临床表现

重型肝炎的主要临床表现为肝衰竭综合征。患者黄疸迅速加深，血清胆红素高于171 μmol/L；肝脏进行性缩小、肝臭；有出血倾向，凝血酶原活动度（PTA）低于40%；迅速出现腹腔积液、中毒性鼓肠；出现精神神经系统症状（肝性脑病），早期可出现定时、定向障碍，计算能力下降，精神行为异常，烦躁不安，嗜睡，扑翼样震颤等，晚期进入昏迷状态，深反射消失；表现为肝肾综合征，出现少尿甚至无尿，电解质、酸碱平衡紊乱，血尿素氮升高等。

2. 分类

1）急性重型肝炎

急性重型肝炎（又称急性肝衰竭）是指在较短起病时间（如2周内，具体定义可能略有不同）内因肝细胞功能损伤出现肝性脑病，并伴有严重凝血机制障碍的肝衰竭综合征。尤其是病后10 d内出现Ⅱ度以上肝性脑病、肝明显缩小、肝臭等。病程短，预后极差。

2）亚急性重型肝炎

亚急性重型肝炎（又称亚急性肝衰竭或亚急性肝坏死）是指起病较急，在

15 d 至 26 周出现肝衰竭综合征，并伴有较重临床症状的肝炎。患者腹腔积液往往较明显，而肝性脑病多出现在疾病的后期。此型病程可长达数月，易发展成为坏死性肝硬化。

3）慢加急性重型肝炎

慢性肝病基础上出现的急性或亚急性肝功能失代偿称为慢加急性（亚急性）重型肝炎。

4）慢性重型肝炎

慢性重型肝炎是指在慢性肝炎或肝炎肝硬化基础上肝功能进行性减退，导致慢性肝功能失代偿。此型主要以同时具有慢性肝病的症状、体征和实验室检查的改变及重型肝炎的临床表现为特点。

3. 诱因

病后未适当休息；合并各种感染，常见胆系感染、原发性腹膜炎、肺炎等；长期大量嗜酒或在病后嗜酒；服用对肝脏有损伤的药物，如异烟肼、利福平等抗结核药及抗肿瘤化疗药物；合并妊娠等都有可能诱发重型肝炎。

（四）淤胆型肝炎

淤胆型肝炎病程持续时间较长，可长达 4 个月或更长时间。患者主要表现为：①黄疸具有"三分离"的特征。黄疸深，但消化系统症状轻；PTA 下降不明显；ALT 升高不明显。②黄疸具有"梗阻性"特征，在黄疸加深的同时，伴全身皮肤瘙痒，大便颜色变浅或呈灰白色；血清碱性磷酸酶（ALP）、γ- 谷氨酰转肽酶（γ-GT）和血胆固醇显著升高；尿胆红素增加、尿胆原明显减少或消失、直接胆红素升高。本型应注意与肝外阻塞性黄疸（外科性黄疸）相鉴别。

（五）肝炎肝硬化

肝炎肝硬化根据肝脏炎症情况分为活动性与静止性两型：①活动性肝硬化，有慢性肝炎活动的表现，ALT 升高，乏力及消化系统症状明显，黄疸，白蛋白下降。伴有腹壁、食管静脉曲张，腹腔积液，肝缩小且质地变硬，脾进行性增大，门静脉、脾静脉增宽等门静脉高压表现。②静止性肝硬化，无肝脏炎症活动的表现，症状轻或无特异性，可有上述体征。

肝炎肝硬化根据临床表现及实验室检查结果可分为代偿性肝硬化和失代偿性肝硬化。①代偿性肝硬化：指早期肝硬化，属 Child-Pugh A 级。白蛋白 ≥ 35 g/L，总胆红素（TBil）< 35 μmol/L，PTA > 60%。可有门静脉高压征象，但无腹腔积液、肝性脑病或上消化道大出血。②失代偿性肝硬化：指中晚期肝硬化，属 Child-Pugh B、C 级。有明显肝功能异常及失代偿征象，如白蛋白 < 35 g/L，A／G < 1.0，TBil > 35 μmol/L，PTA < 60%。可有腹腔积液、肝性脑病或门静脉高压引起的食管、胃底静脉明显曲张或破裂出血。

四、辅助检查

（一）肝功能检查

1. 血清酶

ALT 在肝细胞损伤时释放入血，是目前临床上反映肝细胞功能最常用的指标。重型肝炎时因大量肝细胞坏死，ALT 随黄疸迅速加深反而下降，呈"胆酶分离"现象。天冬氨酸转氨酶（AST）也升高，与肝炎的严重程度呈正相关。其他血清酶类，如 ALP、γ-GT 在肝炎时也可升高。

2. 血清蛋白

持续肝功能损伤时，肝脏合成白蛋白减少，出现 A / G 下降或倒置，这对慢性肝炎或肝硬化的诊断有一定参考价值。

3. 胆红素

胆红素含量是反映肝细胞损伤严重程度的重要指标。黄疸型肝炎时血清 TBil、直接胆红素、间接胆红素、尿胆原和尿胆红素均升高。淤胆型肝炎则以直接胆红素、尿胆红素升高为主，尿胆原下降或呈阴性。

4.PTA

PTA 对重型肝炎的临床诊断和预后判断具有重要意义。PTA 高低与肝损伤程度呈反比，PTA ≤ 40% 是诊断重型肝炎或肝衰竭的重要依据。PTA 越低，肝损伤越重，预后越差。

（二）肝炎病毒标志物检测

1. 甲型肝炎

血清抗 -HAV IgM 阳性是 HAV 近期感染的指标，是确诊甲型肝炎最主要的标志物；血清抗 -HAV IgG 是保护性抗体，在人体内可持续存在多年或终身，见于甲型肝炎疫苗接种后或既往感染 HAV 的患者。

2. 乙型肝炎

HBV DNA 和 DNA-P（聚合酶）均位于 HBV 的核心部分，是反映 HBV 感染最直接、最特异和最敏感的指标，两者阳性提示体内 HBV 有活动性复制，传染性较大。

3. 丙型肝炎

血清 HCV RNA 和抗 -HCV：① HCV RNA 在病程早期即可出现，治愈后很快消失。②抗 -HCV 不是保护性抗体，而是 HCV 感染的一个标志。抗 -HCV IgM 在发病后即可检测到，一般持续存在 1 ～ 3 个月，见于丙型肝炎急性期或慢性活动期，治愈后可消失，急性患者一般可持续存在 4 ～ 48 周；高滴度抗 -HVC IgG 提示 HCV 病毒感染，低滴度抗 -HCV IgG 提示病毒处于静止状态，见于丙型肝炎恢复期。

4. 丁型肝炎

血清中除了 HBV 感染的标志物阳性外，尚可检出丁型肝炎抗原（HDAg）和抗 -HDV，血清或肝组织中 HDAg 或 HDV RNA 阳性有确诊价值。

5. 戊型肝炎

HEV 感染者血清中可检测出抗 –HEV IgM 和抗 –HEV IgG，两者阳性均可作为近期感染的指标。

五、治疗

病毒性肝炎目前仍无特效治疗方法，原则为予以支持、对症、抗病毒等综合性治疗，以休息、补充营养为主，辅以适当药物治疗，避免饮酒、过劳和使用损伤肝脏药物等。

六、护理诊断

活动无耐力：与肝功能受损、能量代谢障碍有关。

营养失调：与摄入减少及消化吸收障碍有关。

焦虑：与担心预后及隔离治疗等有关。

知识缺乏：患者缺乏肝炎的传播途径、治疗、护理和预防等相关知识。

潜在并发症：出血、肝性脑病、感染、肝肾综合征等。

七、护理措施

（一）一般护理

1. 消毒与隔离

甲型、戊型肝炎患者从发病之日起按消化道隔离 3 周；急性乙型肝炎患者按血液（体液）隔离至 HBsAg 阴性；慢性肝炎及病毒携带者禁止献血，禁止从事餐饮、托幼等工作，并定期监测各项指标。

2. 休息与活动

急性肝炎、重型肝炎、慢性肝炎活动期、ALT 升高患者均应卧床休息。护士应根据病变不同时期指导患者休息和活动：①急性肝炎。指导患者早期安静卧床休息（发病后 1 个月内），症状好转、黄疸减轻、肝功能改善后，每日轻微活动 1 ～ 2 h，以不感到疲劳为度，以后随病情进一步好转，指导逐渐增加活动量。肝功能正常后 1 ～ 3 个月可恢复日常活动和工作，但仍应避免过劳，尤其是重体力劳动。②慢性肝炎。可根据病情及肝功能状况指导患者合理休息与活动，以不感到疲劳为度。③重型肝炎。患者应绝对卧床休息。

3. 饮食

合理、营养、适宜的饮食可以改善患者的营养状况，促进肝细胞再生和修复，利于肝功能恢复。

1）急性肝炎

护士应给予患者清淡、易消化、含维生素丰富的饮食，如蛋羹、清肉汤、豆浆等，以保证足够能量，每日碳水化合物的摄入量为 250 ～ 400 g。嘱患者多食水果、蔬菜，如患者食欲差可喝糖水、果汁，或静脉补充 10% 葡萄糖注射液加维生素 C。患者宜摄入蛋白质 1.0 ～ 1.5 g/（kg·d），伴腹胀时应减少产气食物的摄入，如牛奶、豆浆等。黄疸消退，食欲好转后，患者可逐渐增加饮食，注意调节饮食的色、香、味，保证营养摄入，但应避免暴饮暴食。恢复期患者可过渡至普通饮食。

2）慢性肝炎

护士应给予患者高蛋白、高能量、高维生素、易消化的食物。适当增加蛋白质摄入，蛋白质宜摄入 1.5 ～ 2.0 g/（kg·d），以优质蛋白为主，如牛奶、鸡蛋、瘦肉、鱼等。

3）重症肝炎

护士应给予患者低脂、低盐、高维生素、易消化的流质或半流质饮食，少食多餐。注意食物的色、香、味，以增强患者的食欲。进食不足者，遵医嘱输入 10% ～ 15% 葡萄糖注射液，加适量胰岛素，总液量以 1 500 mL/d 为宜；有肝性脑病先兆者，应限制或禁止蛋白质摄入，蛋白质摄入量应 < 0.5 g/（kg·d）。合并腹腔积液、少尿者，应低盐或无盐饮食，钠限制在 500 mg/d 以内，进水量不超过 1 000 mL/d。

4）各型肝炎患者的饮食禁忌

患者不宜长期高糖、高能量饮食，尤其是肥胖和有糖尿病倾向患者，以防诱发脂肪肝和糖尿病。各型肝炎患者均应戒烟、戒酒，以免加重肝脏损伤。

（二）病情观察

护士应密切观察患者生命体征、意识、消化系统症状及黄疸程度；有无心悸、呼吸困难、腹腔积液；皮肤黏膜有无淤点、淤斑，有无呕血、便血等出血倾向；血红蛋白、血小板计数、凝血酶原时间、PTA 等指标；是否有肝性脑病、肾功能不全等早期表现。准确记录出入液量，测量腹围，观察腹腔积液患者的腹腔积液消退情况，监测尿常规、尿比重、血清钾、血清钠、血肌酐、血尿素氮，一旦发现病情变化，及时报告医生，积极配合抢救。

（三）对症护理

1. 皮肤瘙痒

黄疸型肝炎患者由于胆盐沉积刺激皮肤，引起皮肤瘙痒，护士对此的具体护理措施为：①保持床单清洁干燥，衣服宜柔软、宽松，经常换洗。②每天用温水清洗患者皮肤，不宜使用肥皂、化妆品等刺激性用品。③及时修剪患者指甲，避免搔抓，防止皮肤破损。对已有破损者，应保持局部清洁、干燥，预防感染。④瘙痒重者，可局部涂擦止痒剂，也可口服抗组胺药物。

2. 呕吐、腹泻

护士给予患者清淡、易消化饮食，少食多餐；记录 24 h 出入液量；严重者暂禁食，遵医嘱静脉补充所需营养；保持床单整洁，加强肛周皮肤护理。

（四）用药护理

急性肝炎的患者应遵医嘱应用药物，切忌滥用药物，禁用损伤肝脏的药物，如吗啡、苯巴比妥类、磺胺类及氯丙嗪等。对于慢性肝炎抗病毒治疗者，护士应向其说明药物的名称、剂量、给药时间和方法，并密切观察各种药物的注意事项及不良反应，如干扰素有发热、胃肠道反应、脱发、肝功能损伤和神经精神症状等不良反应，孕妇禁用干扰素。

（五）心理护理

急性期患者由于对疾病的认识不足及对隔离治疗、活动受限等措施的不理解，易出现紧张、焦虑、恐惧等心理；慢性病患者因病情反复、久治不愈及担心疾病预后等易出现焦虑、悲观、孤独、抑郁等消极心理，表现为少言寡语、情绪低落、自卑孤独、睡眠障碍等。护士在护理中应注意介绍疾病相关知识，如治疗方法、疾病预后及隔离的意义，多与患者交流沟通，随时了解患者心理活动，鼓励患者说出自己的想法和感受，及时进行疏导，使患者产生安全感，消除焦虑、抑郁等不良心理，保持豁达、乐观的心情，增强战胜疾病的信心，以利疾病早日康复。

八、健康教育

（一）疾病预防指导

控制传染源：急性期患者应隔离治疗，慢性肝炎患者和病毒携带者应定期检测各项传染指标，禁止献血和从事饮食、托幼等工作。

切断传播途径：为预防甲型肝炎应做好"三管一灭"，搞好饮食、饮水及个人卫生，管理好粪便，消灭苍蝇，做到物品使用"一人一用一消毒"等，防止传播疾病。乙型和丙型肝炎的预防工作应加强血源管理，提倡使用一次性注射器，对医疗器械实行"一人一用一消毒"等。

保护易感人群：①主动免疫。甲型肝炎疫苗有减毒活疫苗和灭活疫苗两种。预防乙型肝炎应用乙肝疫苗，高危人群可接种 $10 \sim 20\ \mu g/$ 次，在第 0、1、6 个月分别注射 1 次；新生儿在首次接种（必须在出生后 24 h 内完成）后 1 个月和 6 个月再分别接种 1 次疫苗。②被动免疫。对因各种原因已暴露于 HBV 的易感者，包括 HBsAg 阳性母亲所分娩的新生儿，可用高效价乙型肝炎免疫球蛋白（HBIG），使用剂量为新生儿 100 IU、成人 200 IU，1 次肌内注射，免疫力可维持 3 周。

（二）生活指导

护士应指导患者合理膳食、规律作息、做好家庭的消毒隔离。

第二节　流行性感冒

流行性感冒，简称流感，是由流感病毒引起的急性呼吸道传染病，患者主要表现为高热、头痛、乏力、全身酸痛等全身中毒症状，而呼吸道症状相对较轻。本病潜伏期短，传染性强，传播迅速。

一、病原学与发病机制

（一）病原学

流感病毒是一种 RNA 病毒，呈球形或丝状，根据其感染的对象，可分为人、猪、马及禽流感病毒，其中人类流感病毒根据核蛋白抗原性分为甲、乙和丙三型，三型间无交叉免疫。流感病毒的最大特点是极易发生抗原变异，尤其是甲型流感病毒，常引起流感大流行。流感病毒不耐热、酸和乙醚，对紫外线、常用消毒剂、甲醛、酒精均敏感。

（二）发病机制

流感病毒主要通过感染呼吸道内各类细胞，并在细胞内复制导致细胞损伤和死亡而致病。受流感病毒感染的上皮细胞发生变性、坏死与脱落，引起局部炎症和全身中毒反应。免疫力低下者可出现流感病毒性肺炎，肺充血，肺泡细胞出血、脱落，重者可见支气管黏膜坏死、肺水肿及毛细血管血栓形成。

二、流行病学

（一）传染源

患者和隐性感染者是主要传染源。甲型流感可有动物传染源，如猪、马、牛及鸟类等。发病初期传染性强，传染期约 1 周，以病初 2 ～ 3 d 传染性最强。

（二）传播途径

流感病毒主要经空气飞沫传播。也可通过接触被污染的手、日常用具等间接传播。

（三）易感人群

人群普遍易感，感染后可获得对同型病毒的免疫力，同型免疫力一般不超过 1 年。不同亚型间无交叉免疫性，易反复发病且易引起流行。

（四）流行特征

本病好发于冬、春季节。流感常突然发生，迅速蔓延，发病率高和流行过程短是本病的流行特征。大流行主要由甲型流感病毒引起，当甲型流感病毒出现新亚型时，人群普遍易感，一般每隔 10 ～ 15 年可发生一次世界性大流行。

三、临床表现

潜伏期为数小时至 4 d，一般为 1 ～ 3 d。流感发病严重程度与个体免疫状况有关，约 50% 的患者会发展成典型流感。流感典型症状以突然发热、头晕、头痛、肌痛、全身症状重为特点，同时可伴有咽痛和咳嗽（通常是干咳）、鼻塞、流涕、胸痛、眼痛、畏光等症状。发热，体温可为 39 ～ 40℃，一般持续 2 ～ 3 d 后渐退。一般是全身症状较重而呼吸道症状并不严重。在临床上可分为以下四种表现类型。

（一）单纯型流感

患者突起畏寒、发热，伴有全身酸痛、头痛、乏力及食欲下降，上呼吸道症状如流涕、鼻塞、咽痛和咳嗽等症状较轻。但热退后上述症状仍可持续数日。

（二）肺炎型流感

肺炎型流感主要发生于老年人，婴幼儿，有慢性心、肾、肺等疾病及用免疫抑制剂治疗者。患者表现为高热持续不退、咳嗽、咳痰、剧烈胸痛、气急、发绀及咯血等症状。体检示双肺呼吸音低，满布湿啰音。白细胞计数下降，中性粒细胞减少。X 线检查示双肺呈散在絮状阴影。

（三）中毒型和胃肠型流感

中毒型流感表现为高热、休克及出现弥散性血管内凝血（DIC）等严重症状，病死率高，但临床上已少见。胃肠型流感表现为腹泻、呕吐等，不易与急性胃肠炎鉴别。

流感的肺外并发症较少见，主要有雷耶（Reye）综合征、中毒性休克、横纹肌溶解、心肌炎及心包炎等。

四、辅助检查

（一）血常规

白细胞总数减少，淋巴细胞相对增加，合并细菌性感染时，白细胞总数和中性粒细胞增多。

（二）病毒分离

病毒分离为确诊流感的主要依据。将急性期患者的鼻咽部、气管分泌物接种于鸡胚羊膜囊或尿囊液中，进行病毒分离。

（三）血清学检查

应用血凝抑制试验、补体结合试验及酶联免疫吸附试验检测急性期和恢复期血清中的抗体，如抗体有 4 倍以上增长，则为阳性，主要用于回顾性诊断和流行病学调查。

五、治疗

（一）一般治疗

流感患者应尽量卧床休息，多饮水。高热时予以物理降温或解热镇痛药，儿童应避免使用阿司匹林，以免诱发 Reye 综合征。预防继发细菌感染。

（二）抗病毒治疗

患者应在发病 48 h 内应用抗流感病毒药物：流感的神经氨酸酶抑制剂（奥司他韦和扎那米韦）。奥司他韦成人剂量为 150 mg/d，儿童剂量约为 30 mg/d，分 2 次口服，疗程为 5 d。美国疾病控制与预防中心（CDC）推荐，有适应证时，可将奥司他韦用于小于 1 岁的婴儿的流感治疗和预防，用法为 3 mg/（kg·d），1 次 /d，疗程 7 d。

六、护理诊断

体温过高：与病毒感染有关。

急性疼痛：头痛，与病毒感染导致的全身炎症反应、发热等有关。

气体交换受损：与肺炎型流感或继发细菌性肺炎有关。

知识缺乏：患者缺乏对流感预防、保健等相关知识。

潜在并发症：细菌性肺炎、中毒性休克、心肌炎等。

七、护理措施

（一）一般护理

1. 消毒与隔离

执行呼吸道隔离，患者隔离时间一般为 1 周或至主要症状消失，隔离期避免外出，如外出需戴口罩。如疑为暴发流行，护士应及时上报。

2. 休息与活动

协助患者采取舒适体位，高热者应卧床休息。保持环境安静，室温在 16 ～ 18 ℃，湿度在 55% 左右，定时进行空气消毒。

3. 饮食

鼓励患者多饮水，给予营养丰富、富含维生素、清淡易消化的流质或半流质饮食，忌食辛辣刺激性食物，必要时静脉补液。

（二）病情观察

1. 体温的监测

严密监测患者生命体征，尤其是观察体温的变化；观察发热的程度及持续时间，单纯型流感 3 ～ 4 d 退热，肺炎型流感可持续发热 3 ～ 4 周。

2. 及早发现并发症

老人、儿童及其他免疫力低下者，应注意观察其有无持续高热、剧烈咳嗽、咳血、呼吸困难、发绀等症状，警惕肺炎型流感的发生，并注意观察有无心功能不全及肺水肿等并发症的发生。

（三）对症护理

1. 高热

体温超过 39℃时应及时物理降温，头部冰敷或遵医嘱给予退热剂，如复方阿司匹林（儿童禁用），退热时应注意患者出汗情况，鼓励患者多饮水，或遵医嘱予以静脉补液，避免发生虚脱。

2. 呼吸困难

应协助患者取半卧位，吸氧。协助患者排痰，勤为患者翻身、拍背，必要时可用雾化吸入、机械吸痰等方法以保持呼吸道通畅。

（四）用药护理

密切观察患者用药后的疗效和不良反应，高热儿童降温避免应用阿司匹林，以免诱发 Reye 综合征；金刚烷胺有一定的中枢神经系统不良反应，如头晕、嗜睡、失眠、共济失调等，肾功能不全、老年及血管硬化者慎用，孕妇及有癫痫史者禁用。

（五）心理护理

患者有高热、全身不适等症状易出现紧张、焦虑等心理，护士应多与患者交流沟通，关心、同情患者，并做好有关流感的知识指导工作，指导患者及家属正确进行隔离及护理。

八、健康教育

（一）疾病预防指导

控制传染源：早发现、早报告、早隔离、早治疗，指导患者呼吸道隔离 1 周或至主要症状消失。

切断传播途径：指导患者流行期间避免集会或集体娱乐活动，老幼病残易感者不去人口稠密的公共场所，注意通风。护士戴口罩、洗手，防止交叉感染。患者用具及分泌物要彻底消毒。

保护易感人群：接种灭活流感疫苗是预防流感的基本措施，可获得 60%～90% 的保护效果。接种对象为老人、儿童、严重慢性病患者、免疫力低下者及可能密切接触患者的人员。接种时间为每年 10-11 月中旬，每年接种 1 次，2 周可产生有效抗体。发热或急性感染期推迟接种。对疫苗过敏、吉兰 - 巴雷综合征、妊娠 3 个月内、严重过敏体质者禁忌接种。12 岁以下儿童不能使用全病毒灭活疫苗。

（二）疾病知识指导

护士应向患者宣传流感病因、临床表现、诊治方法及预防方法等，告知患者如果流行季节出现高热、全身酸痛、鼻塞、流涕、咽痛、干咳等症状应及时就诊。

（三）生活指导

护士应指导患者加强体质锻炼，增强机体免疫力；根据天气变化及时增减衣服；保持室内空气流通，冬、春流行季节不去人口稠密的公共场所；不随地吐痰，咳嗽或打喷嚏用纸巾遮住口鼻；注意个人卫生，经常用肥皂和清水洗手；应在每年流感流行前的秋季进行流感疫苗接种。

第三节　麻疹

麻疹是由麻疹病毒引起的急性呼吸道传染病，以发热、咳嗽、流涕、眼结膜充血、麻疹黏膜斑及皮肤斑丘疹为主要临床表现，部分患者可出现肺炎、喉炎、脑炎等并发症。本病主要通过空气飞沫传播，好发于儿童，传染性强，易造成流行。

一、病原学与发病机制

（一）病原学

麻疹病毒属副黏病毒，为 RNA 病毒，无亚型，呈球形或丝状，直径 150～200 nm。病毒可在人、猴、犬、鸡的组织细胞中生长繁殖，经细胞培养连续传代后，无致病性，但仍保持免疫性，故常用人羊膜或鸡胚细胞培养传代制备减毒活疫苗。

麻疹病毒在外界生存力较弱，对日光和一般消毒剂均敏感，在室内空气飞沫中保持传染性不超过 2 h，不耐热，加热至 56℃持续 30 min 即可灭活，但耐寒，在 –70～ –15 ℃可存活数月至数年。

（二）发病机制

麻疹病毒经上呼吸道、眼结膜侵入人体，并在其上皮细胞内增殖引起感染，2～3 d 病毒从原发病灶侵入局部淋巴组织，引起局部炎症后进入血液形成第 1 次病毒血症；病毒被吞噬细胞吞噬，并在其中广泛增殖，5～7 d 大量病毒再入血液，造成第 2 次病毒血症，引起全身中毒症状和皮疹。

二、流行病学

（一）传染源

麻疹患者是唯一的传染源。潜伏期最后 2 d 至出疹后 5 d 均有传染性，有并发症者延长至出疹后 10 d。传染期患者痰、尿、血液及口、鼻、咽、眼结膜分泌物中都有麻疹病毒。恢复期不带病毒。

（二）传播途径

主要通过空气飞沫直接传播，病毒随飞沫经口、咽、鼻部或眼结膜侵入易感者。由衣物、玩具等间接传播甚少见。

（三）易感人群

人群普遍易感。95% 以上的无免疫力者与患者接触后发病,病后有持久免疫力。本病儿童多见，以 6 个月至 5 岁小儿发病率最高。自麻疹疫苗接种推广以来，麻疹发病率已显著下降。

（四）流行特征

麻疹是一种传染性很强的传染病，一年四季均可发病，以冬、春季为流行高峰，与营养状况、环境卫生及居住条件有关。近年来，麻疹的发病年龄向大年龄组推移，青少年及成人发病率相对上升，轻型或不典型患者增多。

三、临床表现

麻疹潜伏期平均为 10 d（6 ～ 18 d），接受被动或主动免疫者可延至 3 ～ 4 周。

（一）典型麻疹

临床过程可分为三期。

1. 前驱期

前驱期主要表现为上呼吸道和眼结膜炎所致的卡他炎症，急性起病，发热、咳嗽、打喷嚏、流涕、畏光、流泪、眼睑水肿、咽部和眼结膜充血等，部分患者可出现呕吐、腹泻等胃肠道症状，起病后 2 ～ 3 d90% 以上的患者于双侧第二磨牙对面的颊黏膜出现科氏斑，为 0.5 ～ 1.0 mm 白色小点，周围有红晕，2 ～ 3 d 消失，具有早期诊断价值。本期持续 3 ～ 5 d。

2. 出疹期

出疹期皮疹初现，先见于患者耳后发际，渐及额、面、颈，自上而下蔓延到胸、背、腹及四肢，最后达手掌与足底，2 ～ 3 d 遍布全身。初为充血性淡红色丘疹，大小不等，高出皮肤，色淡压之褪色，初时稀疏分布，以后部分融合成暗红色，疹间皮肤正常，少数患者可呈现出血性皮疹。此期患者全身毒血症状和上呼吸道症状加重，体温可达 40 ℃，精神差、嗜睡，重者有谵妄、抽搐，咳嗽频繁，常有结膜充血，全身表浅淋巴结及肝脾轻度肿大，肺部可闻及湿啰音，X 线片可见弥漫性肺部浸润改变。本期持续 3 ～ 5 d。

3. 恢复期

皮疹达高峰 1 ～ 2 d，高热等中毒症状减轻，皮疹按出疹的顺序逐渐消退，可留下浅褐色色素斑及糠麸样脱屑，1 ～ 2 周消失。无并发症者病程为 10 ～ 14 d。

成人麻疹较小儿严重，全身中毒症状较重，患者常表现为：高热、精神萎靡；皮疹密集，多粗大、成片，出疹顺序不同，出、退疹较缓，从四肢向躯干蔓延，四肢密集者多脱屑严重且伴有瘙痒症状，一般并发症较少。孕妇患麻疹早期可发生胎儿死亡。近年来发生的麻疹临床症状多不典型。

（二）非典型麻疹

1. 轻型麻疹

潜伏期长，发热和上呼吸道症状轻，麻疹黏膜斑不典型，皮疹稀少色淡，病程短，并发症少。多见于接受过疫苗有部分免疫者。

2. 重型麻疹

重型麻疹多见于体弱多病、营养不良、免疫低下、继发严重感染者，病死率高。表现为高热、中毒症状重，病程长，易并发肺炎、休克、心力衰竭、脑炎等脏器损伤；皮疹早期融合，可呈出血性，或有内脏出血。根据临床特征可分为中毒性、疱疹性、休克性和出血性。

3. 异型麻疹

与典型麻疹相比，异型麻疹全身中毒症状较重，上呼吸道卡他症状较轻。皮疹多始于手掌与足底、腕踝和膝部，向心性扩散至面部和躯干，疹形多样，可呈淤点、疱疹、斑丘疹、红斑等，同时可见 2～3 种形态，口腔有或无黏膜斑。可并发肺炎、肝脾肿大。多见于接种麻疹灭活疫苗后 4～6 年，接触麻疹患者或再接种麻疹灭活疫苗时。

（三）并发症

1. 支气管肺炎

支气管肺炎最常见，占 12%～15%，多见于 5 岁以下儿童。麻疹病毒性肺炎临床表现不严重，若并发细菌性肺炎则病情加重，可有高热、咳嗽、脓痰、气急、鼻翼扇动、唇指发绀、肺部啰音等。白细胞增多，痰培养有病原菌生长，常见致病菌为金黄色葡萄球菌及肺炎链球菌等。

2. 喉炎

喉炎多见于 2～3 岁儿童，麻疹病程中有轻度喉炎，如继发细菌感染可发生严重喉炎，出现声音嘶哑、犬吠样咳嗽、呼吸困难及三凹征等呼吸道梗阻表现。

3. 心肌炎

心肌炎多见于婴幼儿，可出现气急、烦躁不安、面色苍白、肢端发绀、四肢厥冷、脉细速而弱、心率超过 160 次 /min、心音低钝和肝大等心力衰竭表现，皮疹不能透发或突然隐退。

4. 脑炎

脑炎较少见，多发生在出疹后 2～6 d，也可发生在出疹后 3 周内。主要表现有发热、头痛、呕吐、嗜睡、惊厥、昏迷等。患者多在 1～5 周恢复，病死率为 12%～15%，可留有瘫痪、智力障碍、失明及耳聋等后遗症。

四、辅助检查

（一）血常规

白细胞总数减少，淋巴细胞比例相对增高。患者继发感染后白细胞和中性粒细胞可升高。

（二）血清抗体测定

取患者初期与恢复期血清，用红细胞凝集试验、中和试验或补体结合试验检测抗体，效价增高 4 倍以上为阳性。目前用酶联免疫吸附试验法检测血中特异性 IgM 和 IgG 抗体。病后 3 d IgM 阳性，病后 2 周 IgM 达高峰。

（三）多核巨细胞及麻疹病毒抗原检测

患者初期的鼻咽分泌物、痰和尿沉渣涂片可见多核巨细胞；可用直接荧光抗体检测剥脱细胞中麻疹病毒抗原。

（四）病毒分离

对患者鼻咽部及眼结膜分泌物进行麻疹病毒分离，阳性率较低。

（五）核酸检测

采用反转录聚合酶链反应（RT-PCR）从临床标本中扩增出麻疹病毒 RNA，是一种非常敏感和特异的诊断方法，对免疫力低下而不能产生特异抗体的麻疹患者尤为有价值。

五、治疗

主要为对症治疗，加强护理和防治并发症。

（一）一般治疗

患者卧床休息，室内注意通风，保持温度适宜。眼、鼻、口腔保持清洁，多饮水，供给易消化和营养丰富饮食。

（二）对症治疗

患者高热时可酌用小剂量退热剂，应避免急骤退热致虚脱，咳嗽用祛痰止咳药。体弱病重患者可早期肌内注射丙种球蛋白或输注血浆。

（三）并发症治疗

支气管肺炎：主要为抗菌治疗，可参考药敏试验结果选用抗生素。高热中毒严重者可短期用肾上腺皮质激素治疗。

喉炎：让患者保持安静，雾化吸入稀释痰液，选用抗生素，重症者可用肾上腺皮质激素以缓解喉部水肿，喉梗阻者应及早行气管切开术。

心肌炎：有心力衰竭者宜及早使用洋地黄制剂。重症者可用肾上腺皮质激素保护心肌。有循环衰竭按休克处理。注意补液总量和电解质平衡。

脑炎：无特效治疗，以对症治疗为主，重点处理好高热、抽搐和呼吸衰竭等危重症状，降低病死率。

六、护理诊断

体温过高：与麻疹病毒感染有关。

皮肤完整性受损：与皮肤血管受损有关。

潜在并发症：支气管肺炎、喉炎、心肌炎、脑炎等。

七、护理措施

（一）一般护理

1. 消毒与隔离

患者需按呼吸道隔离，隔离至出疹后 5 d，有并发症者延至第 10 d。

2. 休息与活动

患者卧床休息。护士应保持室内空气新鲜、湿润，光线柔和，避免冷风直吹患者及强光直射眼睛。室内温度以 18～20℃为宜，湿度维持在 50%～60%。护士应保持床单清洁、平整，经常给患者更换体位，嘱患者应衣服宽松，忌"捂汗发疹"，出汗后及时更换衣被。

3. 饮食

患者高热时给予营养丰富、易消化的流质或半流质饮食，少量多餐；疹退后要供给高蛋白、高维生素饮食，尤其是富含维生素 A 的食品，如动物的肝脏和胡萝卜，防止角膜混浊、软化、穿孔。嘱患者多饮水，可少量多次饮用白开水，以利毒素排出，脱水及水量摄入过少者可静脉补液。

（二）病情观察

麻疹并发症多且严重，应密切观察患者生命体征，出疹顺序、部位、皮疹颜色，有无糠麸样脱屑，意识状况，是否出现喉炎、肺炎、心肌炎、脑炎等并发症。

（三）对症护理

1. 发热

患者体温在 39.5～40.0℃可服用小剂量退热剂，禁用酒精擦浴，以免影响皮疹透发或使体温骤降。

2. 皮肤护理

皮疹出疹期及疹退后患者常有皮肤瘙痒，应剪短指甲，以防抓破皮肤继发感染。瘙痒者可擦炉甘石洗剂，皮肤干燥者可涂润滑油。

3. 眼、鼻、口腔护理

清洁眼、鼻、口腔可用生理盐水或 4% 硼酸溶液。清洁双眼后滴 0.25% 氯霉素眼药水或涂红霉素眼膏，2～4 次 /d，可加服维生素 A 预防眼干燥症；及时清除鼻腔分泌物，保持鼻腔通畅；常规用温水或复方硼酸溶液彻底清洗口腔，2～3次/d，以保持口腔清洁、黏膜湿润；口唇或口角干裂者，局部涂甘油或无菌液体石蜡。

（四）心理护理

护士应多与患者沟通交流，鼓励患者说出自己的感受和想法，对患者提出的问题耐心解释。多与患者接触，给予关心、鼓励，教会患者家属必要的护理措施，消除患者及家属的恐惧心理。

八、健康教育

（一）疾病预防指导

控制传染源：麻疹患者应早发现、早隔离、早治疗。护士应对患者采取呼吸道隔离，隔离至出疹后5 d，有并发症者延长至10 d。对密切接触的易感者隔离检疫3周，做被动免疫者应隔离4周。托幼机构的儿童应暂停接送，并加强晨间检查，发现疫情及时上报。

切断传播途：病房每日通风并用紫外线照射消毒；患者衣物应在阳光下暴晒；护士或家属接触患者时，应穿隔离衣，离开后应脱隔离衣和洗手，并在空气流通的环境中停留30 min，方能接触其他易感人群，以防传播。

保护易感人群：接种麻疹减毒活疫苗是预防麻疹的最佳办法，接种对象主要为婴幼儿，未患过麻疹的儿童和成人亦可接种。在接触麻疹患者后5 d内，给予丙种球蛋白肌内注射可预防发病，被动免疫可维持8周。

（二）生活指导

护士应告知患者及家属麻疹的相关知识，嘱其养成良好的卫生习惯；麻疹流行季节，家长不要带儿童到人口密集的地方；未患过麻疹的儿童应接种麻疹疫苗；流行季节发现身体不适，如出现发热等症状应及时就诊。

（三）出院指导

患者病后可获持久免疫力，大多为终身免疫。应加强营养和体育锻炼，防止其他疾病的发生。

第四节　水痘及带状疱疹

水痘及带状疱疹是由水痘－带状疱疹病毒感染引起的两种临床表现不同的疾病。该病毒初次感染表现为水痘，多见于儿童，临床特征是皮肤黏膜先后出现斑疹、丘疹、水疱、结痂，全身症状轻微。水痘病愈后，病毒潜伏在感觉神经节细胞内，再激活即引起带状疱疹，多见于成人，临床特征是沿身体单侧感觉神经相应皮肤节段出现成簇的疱疹，伴局部神经痛。在免疫功能低下时，水痘和带状疱疹都可引起脑炎、肺炎等内脏损伤。

一、病原学与发病机制

（一）病原学

水痘 – 带状疱疹病毒呈球形，平均直径为 210 nm，核心为线形双链 DNA，由核衣壳包裹，外为脂蛋白包膜，含有补体结合抗原。接种于人胚成纤维细胞和上皮细胞中，可增殖并产生细胞病变，受感染细胞核内有嗜酸性包涵体，可与邻近细胞融合成多核巨细胞。只有一个血清型，仅感染人并引起终身潜伏感染。体外免疫力弱，不耐酸和热，但在 –65 ℃疱液中可长期存活。

（二）发病机制

水痘 – 带状疱疹病毒经上呼吸道和结膜侵入人体，在局部黏膜细胞和淋巴结内增殖后进入血液和淋巴液，于单核巨噬细胞系统内大量增殖后分批释放入血并散布全身，主要损伤皮肤，偶尔累及内脏。2 ～ 5 d 特异性抗体出现，病毒血症消失，症状随之好转。

水痘病变主要为皮肤棘层细胞水肿变性，液化后形成透明水疱，内含大量水痘 – 带状疱疹病毒，随着疱疹内炎症细胞和组织残片增多，疱内液体变混浊，病毒量减少，最后干燥结痂，由下层表皮细胞再生修复损伤，因病变表浅，愈后不留瘢痕。病灶周边和基底部因血管扩张、单核及多核巨细胞浸润形成红晕，多核巨细胞内有嗜酸性病毒包涵体。黏膜病变与皮肤相似。

随着特异性抗体出现，水痘 – 带状疱疹病毒为逃避致敏 T 细胞免疫清除，长期潜伏于感觉神经节内；当机体免疫力降低时，潜伏病毒被激活复制，并沿感觉神经路线传播至所支配的皮肤细胞内增殖，引起相应皮肤节段出现带状疱疹，神经节也出现炎症，相应神经分布区域发生疼痛，病变多为单侧。

水痘和带状疱疹都可并发内脏损伤，受损脏器内有局灶性坏死、嗜酸性包涵体和多核巨细胞形成。

二、流行病学

（一）传染源

患者为唯一传染源，出疹前 1 d 至疱疹结痂均有传染性。水痘传染性极强，90%的易感儿童接触后发病。带状疱疹传染性较水痘小，易感者接触带状疱疹患者可引起水痘但不发生带状疱疹。

（二）传播途径

直接接触水痘疱疹液和空气飞沫是水痘及带状疱疹的主要传播途径，其次为生活接触，处于潜伏期的供血者可通过输血传播，孕妇患病可经胎盘感染给胎儿。

（三）易感人群

人群普遍易感。水痘全年散发，冬、春季多发，多见于儿童，20 岁后发病者少见，病后免疫力持久，但体内特异性抗体不能清除潜伏的病毒或阻止病毒激活，故成年后可发生带状疱疹。带状疱疹尤以老年人或有慢性疾病及免疫缺陷者多发，无季节性。

三、临床表现

（一）水痘

水痘潜伏期为 12 ～ 21 d，平均 14 d。病程分为前驱期和出疹期。

前驱期可无症状或仅有轻度发热、头痛、全身不适等中毒症状，持续 1 ～ 2 d。

出疹期以皮疹为主。皮疹初为红色斑疹，数小时后经红色丘疹发展为疱疹，形似露珠水滴，椭圆形，3 ～ 5 mm 大小，壁薄易破，周围有红晕，有瘙痒，疱液透明，1 ～ 2 d 变混浊，随后从中心开始干枯结痂，红晕消失，数日后痂皮脱落，不留瘢痕；若继发感染则成脓疱，脱痂时间延长并留有瘢痕。皮疹呈向心性分布，躯干和四肢近端先出现，量最多，头面部、四肢远端稀疏散在，手掌、足底最少；部分患者鼻、咽、口腔、结膜和外阴等处黏膜可发疹，皮疹易破裂形成溃疡，并有疼痛。皮疹分批出现，每批历时 1 ～ 6 d，数个至数百个不等，数量愈多，全身症状愈重，经斑疹、丘疹、水疱、结痂四阶段发展，最后一批皮疹可在斑丘疹期消退，所以同一部位常见斑疹、丘疹、疱疹和结痂同时存在。新皮疹出现是病毒血症持续的标志。

水痘为自限性疾病，约 10 d 自愈，儿童患者全身症状及皮疹均较轻。部分免疫功能低下者病情较重，有高热等全身中毒症状重，皮疹多而密集，易融合成大疱型或出血型，继发感染者呈坏疽型，可发生心肌炎、脑炎、肺炎、肝炎、肾炎。妊娠早期感染水痘可引起胎儿畸形，孕期水痘较非妊娠妇女重，若发生水痘后数天分娩可出现新生儿水痘和先天性水痘综合征，新生儿于出生后 5 ～ 10 d 发病，易形成播散性水痘。先天性水痘综合征表现为出生体重低、瘢痕性皮肤病变、肢体萎缩、视神经萎缩、白内障、智力低下等，容易继发细菌感染。

（二）带状疱疹

带状疱疹潜伏期难以确定，发疹前数日患者有局部皮肤瘙痒、感觉过敏、针刺或灼痛感，局部淋巴结肿痛，少数患者有低热和全身不适等前驱症状。1 ～ 3 d 沿周围神经分布区皮肤出现成簇皮疹，初为红斑，数小时后成批出现丘疹、水疱，直径 1 mm，数个或更多集成簇状并连接成片，簇间皮肤正常，灼痛加剧；5 ～ 8 d 水疱混浊或部分破溃、糜烂、渗液，最后干燥结痂，第二周痂皮脱落后有色素沉着，但无瘢痕，病程 2 ～ 4 周。皮疹分布多限于身体一侧，很少超过躯干中线。黏膜带状疱疹可侵犯眼、口腔、阴道和膀胱黏膜，轻重程度因个体而异，不典型者可无皮肤损伤，仅有节段性神经疼痛，需靠实验室检测确诊。带状疱疹可发生于任何感觉神经分布区，以脊神经胸段最常见，其次为三叉神经，偶可侵入第V、Ⅷ、Ⅸ和X对脑神经而出现面瘫、听力丧失、眩晕、咽部黏膜疹或咽喉麻痹等。

免疫功能低下者可发生播散性带状疱疹，除皮疹外，高热等中毒症状明显，易出现肺、脑等内脏损伤。50岁以上患者多见带状疱疹后神经痛，可持续1年以上。

四、辅助检查

多种病原学检测方法可确诊水痘及带状疱疹。

（一）疱疹刮片

刮取新鲜疱疹基底组织涂片，瑞氏染色可见多核巨细胞，苏木素伊红染色可见细胞核内包涵体。

（二）病毒分离

将疱疹液直接接种人胚成纤维细胞，分离出病毒再做鉴定，仅用于非典型患者。

（三）免疫学检测

补体结合抗体高滴度或双份血清抗体滴度升高4倍以上可确诊为近期感染。取疱疹基底刮片或疱疹液，直接荧光抗体染色查病毒抗原简捷有效。

（四）分子生物检测

聚合酶链反应法检测患者呼吸道上皮细胞和外周血白细胞中水痘－带状疱疹病毒DNA，比病毒分离简便。

五、治疗

水痘及带状疱疹以对症治疗为主，可用抗病毒药，注意防治并发症。

（一）对症治疗

水痘出疹期患者应卧床休息，补充水分和营养，保持清洁，避免抓伤继发细菌感染，发现水痘播散时应采取综合措施，加强支持治疗。带状疱疹可适当用镇痛药（如对乙酰氨基酚等）。高频电疗法、氦－氖激光照射能够抗炎止痛、缓解症状。皮肤瘙痒可用炉甘石洗剂或5%碳酸氢钠溶液局部涂擦，疱疹破裂可涂抗生素软膏防止继发感染。维生素B_{12} 500～1 000 μg肌内注射，1次/d，连用3 d可促进皮疹干燥结痂。

（二）抗病毒治疗

新生儿水痘、播散性水痘、有免疫缺陷或应用免疫抑制剂、播散至眼的带状疱疹等严重患者应及早进行抗病毒治疗。水痘重症患者首选阿昔洛韦10～20 mg/kg静滴，每次间隔8 h，疗程为7～10 d。阿昔洛韦、代昔洛韦是临床治疗带状疱疹的常用药物，能有效缩短病程，加速皮疹愈合。

（三）防治并发症

患者皮肤继发感染时，加用抗生素，有脑水肿时应进行脱水治疗。糖皮质激素可导致病毒播散，一般不宜应用，如并发重症肺炎或脑炎、中毒症状重、病情危重可酌情使用。眼部带状疱疹，可用阿昔洛韦眼药水滴眼，并用阿托品散瞳，以防虹膜粘连。

六、护理诊断

体温过高：与病毒感染有关。

皮肤完整性受损：与病毒感染、皮肤瘙痒有关。

潜在并发症：肺炎、脑炎、心肌炎等。

七、护理措施

（一）一般护理

1. 消毒与隔离

水痘传染性极强，患者一旦确诊须立即实施呼吸道隔离和接触隔离，隔离至全部疱疹结痂或出疹后 7 d，无传染性后方可去学校、广场等公共场所。带状疱疹一般采取接触隔离，免疫功能低下的播散性带状疱疹患者还应采取呼吸道隔离。

2. 休息与活动

急性期带状疱疹患者及出疹期水痘患者应卧床休息，保持室内适宜的温度与湿度，定时通风换气或用紫外线进行空气消毒。适时增减衣被，衣服宜宽大、柔软，被褥平整、清洁，防止因穿过紧的衣服和盖过厚的被子造成过热，引起皮疹发痒。

3. 饮食

护士应给予患者高蛋白、高维生素、易消化饮食。嘱患者补充足够水分，多喝开水和果汁。

（二）病情观察

护理时注意观察水痘及带状疱疹患者生命体征，观察出疹顺序、出疹部位、皮疹颜色、皮肤有无继发感染等。如发现患者高热不退、咳喘，或呕吐、头痛、烦躁不安、嗜睡等，可能发生肺炎、脑炎等，应及时向医生报告。

（三）对症护理

水痘患者常有皮肤瘙痒，应注意保持皮肤及口腔清洁。出水痘期间患者可以简单冲澡，浴后用毛巾吸干身上的水分，再涂止痒药，使身体清爽舒适。剪短指甲，保持手的清洁。对于婴儿患者，可为其戴上棉质手套，避免其抓破皮疹引起感染。带状疱疹患者应保持皮损清洁，避免继发细菌感染。

（四）用药护理

发热患者不宜使用阿司匹林等退热药，以免并发其他综合征。水痘患者一般禁用肾上腺皮质激素，患水痘前因其他疾病长期使用糖皮质激素治疗者，应尽快减为生理剂量或停止使用。带状疱疹患者禁用糖皮质激素外用制剂。

（五）心理护理

护理过程注意多与患者交流沟通，讲解水痘及带状疱疹的相关知识，并说明本病无特效疗法，是自限性疾病，若护理得当则预后良好，不留瘢痕，以解除患者的恐惧心理。

八、健康教育

（一）疾病预防指导

1. 水痘

控制传染源：水痘从患者出疹前 2 d 直到全部结痂均具有传染性，因此患者应隔离至疱疹全部结痂或出疹后 7 d。对易感儿童接触者进行医学观察 21 d。

切断传播途径：病室加强通风换气，宜采用紫外线空气消毒；避免与急性期患者接触，患者呼吸道分泌物、污染物应消毒。

保护易感人群：接种水痘减毒活疫苗可有效预防水痘；细胞免疫缺陷者、免疫抑制剂治疗者、患有严重疾病者、易感孕妇及体弱者等易感者，在接触患者 72 h 内肌内注射水痘 – 带状疱疹免疫球蛋白或丙种球蛋白，可降低发病率或减轻症状。

2. 带状疱疹

接种带状疱疹疫苗是预防带状疱疹的有效措施。

（二）疾病知识指导

告知患者及家属水痘及带状疱疹的诱因、临床表现以及诊治方法；流行季节出现发热、皮疹等症状及时就诊。

（三）出院指导

水痘患者病后可获持久免疫力，大多终身免疫。带状疱疹患者应加强营养及体育锻炼，以防复发。

第五节　猩红热

猩红热是由 A 组 β 型溶血性链球菌引起的急性出疹性呼吸道传染病。临床以发热、咽峡炎、全身弥漫性猩红色皮疹和疹退后皮肤脱屑为特征。少数人可出现变态反应性心、肾损害。本病一年四季均可发生，尤以冬、春季节发病较多。

一、病原学及发病机制

（一）病原学

A 组 β 型溶血性链球菌的致病力来源于细菌本身及其产生的毒素和蛋白酶类。链球菌产生的毒素和蛋白酶有：①溶血素，有 O 和 S 两种，O 溶血素具有抗原性，在感染后 2～3 周可查到抗溶血素 O 抗体。S 溶血素可在血琼脂平板上产生溶血作用，两种溶血素对白细胞和血小板均有损伤作用。②致热性外毒素，以前被称为红疹毒素，可致发热和猩红热样皮疹，致热外毒素有抑制单核吞噬细胞作用，并可影响 T 细胞功能，尚可增强机体对内毒素的敏感性。③链激酶，又称溶纤维蛋白酶，可使血浆蛋白酶原变为血浆蛋白酶，然后可溶解血块并阻止血浆凝固，有利于细菌在组织内扩散。④链道酶，又称脱氧核糖核酸酶（DNase），能裂解具有高黏稠度的 DNA，从而破坏宿主的组织和细胞。⑤透明质酸酶，又称扩散因子，可溶解组织间的透明质酸，使细菌易于在组织内扩散。

A 组 β 型溶血性链球菌对外界的免疫力较弱，加热至 56℃持续 30 min 及一般消毒剂均可将其杀灭，在痰液和脓液中可存活较长时间。

（二）发病机制

病原体侵入人体后，主要发生 3 种病变。

1. 化脓性病变

A 组 β 型溶血性链球菌借助脂壁酸（LTA）黏附于黏膜上皮细胞，进入组织引起炎症，通过 M 蛋白（A 组 β 型溶血性链球菌的主要致病因子）保护细菌不被吞噬，在透明质酸酶、链激酶及溶血素作用下，使炎症扩散，引起组织坏死。

2. 中毒性病变

A 组 β 型溶血性链球菌产生的红疹毒素自局部进入血液循环后，引起发热、头痛、食欲缺乏等全身中毒症状。皮肤充血、水肿，上皮细胞增殖，白细胞浸润，形成典型的猩红热样皮疹。最后表皮死亡脱落，形成"脱屑"。黏膜充血，有时呈点状出血，形成黏膜疹。肝、脾、淋巴结等有不同程度的单核细胞浸润、充血及脂肪变性。心肌呈混浊肿胀和变性，严重者有坏死。肾脏呈间质性炎症。偶见中枢神经系统有营养不良变化。

3. 变态反应性病变

变态反应性病变仅发生于个别患者。可能系因 A 组 β 型溶血性链球菌某些型与被感染者的心肌、心瓣膜、肾小球基底膜的抗原相似，当产生特异免疫后引起的交叉免疫反应；或可能因抗原抗体复合物沉积而致。

二、流行病学

（一）传染源

患者和带菌者是主要传染源。正常人鼻咽部、皮肤可带菌。猩红热患者自发病前 24 h 至疾病高峰时期的传染性最强，脱皮时期的皮屑无传染性。

（二）传播途径

猩红热主要通过空气飞沫传播，偶可通过污染的牛奶或其他食物传播。个别情况下，致病菌可由皮肤伤口或产道侵入，引起"外科型猩红热"或"产科型猩红热"。

（三）易感人群

人类对本病普遍易感，感染后可产生两种免疫力：①抗菌免疫，感染后产生抗 M 蛋白的抗体。②抗毒素免疫，人类感染后可产生抗红疹毒素的抗体，但不同血清型的抗红疹毒素间无交叉免疫。

（四）流行特征

猩红热任何季节均可发生，但以冬、春季多见；多见于儿童，以 5 ～ 15 岁居多。

三、临床表现

猩红热潜伏期为 1 ～ 7 d，通常为 2 ～ 3 d。普通型患者起病急骤，表现为发热、咽峡炎，病后第二日出现典型的皮疹等，此构成猩红热三大特征性表现。此外，猩红热还包括脓毒型、中毒型、外科型，此处主要介绍普通型的临床表现，其他类型的临床表现略。

（一）发热

发热多为持续性，患者体温可达 39℃，伴有头痛、全身不适、食欲缺乏等全身中毒症状。体温的高低及热程均与皮疹的多寡及其消长相一致，自然病程约 1 周。

（二）咽峡炎

咽峡炎表现为咽痛、吞咽痛，局部充血并可覆有脓性渗出物。腭部可见充血或出血性黏膜疹，可先于皮疹出现。

（三）皮疹

患者发热后第二天开始发疹，始于耳后、颈及上胸部，24 h 内迅速蔓及全身。典型皮疹是在弥漫性充血的皮肤上出现分布均匀的针尖大小的丘疹，疹间无正常皮肤存在，压之褪色，伴有痒感。少数患者可见带黄白色脓头且不易破溃的皮疹，称为"粟粒疹"，此与皮肤营养及卫生状况有关，严重者可见出血性皮疹。在皮肤皱褶处，皮疹密集或因摩擦出血而呈紫红色线状，称为"线状疹"[又称帕氏（Pastia）线]。在颜面部仅有充血而无皮疹。口鼻周围充血不明显，与面部充血相比显得发白，称为"口周苍白圈"。皮疹多于 48 h 达高峰，继之依出疹顺序在 2 ～ 3 d 消退，重者可持续 1 周。疹退后皮肤开始脱屑，皮疹越多、越密，脱屑越明显，常呈糠屑状，有时呈手指状、足趾状或趾套状。

病程初期患者出现舌乳头肿胀，肿胀的舌乳头凸出覆以白苔的舌面，称为"草莓舌"，2 ～ 3 d 舌苔脱落，舌面光滑呈绛红色，舌乳头凸起，称为"杨梅舌"。此可作为猩红热的辅助诊断条件。

四、辅助检查

（一）血常规

白细胞总数增高，多在（10～20）×10^9/L，中性粒细胞常在 80% 以上。

（二）尿常规

尿常规检查无明显异常改变，发生肾脏变态反应并发症时，尿蛋白增加并出现红、白细胞和管型。

（三）细菌学检查

咽拭子或其他病灶分泌物培养可有 A 组 β 型溶血性链球菌生长。

五、治疗

（一）病原治疗

目前多数 A 组链球菌对青霉素仍较敏感，因此可将青霉素列为首选。青霉素 800 000 U/ 次，2～3 次 /d，肌内注射，连用 5～7 d。80% 的患者 24 h 之内即可退热，4 d 左右咽峡炎消失，皮疹消退。脓毒型患者应加大剂量到 8 000 000～20 000 000 U/d，分 2～3 次静脉滴入，儿童 200 000 U/（kg·d），分 2～3 次静脉滴入，连用 10 d，或用至热退后 3 d。对青霉素过敏者，可选用红霉素，成人剂量为 1.5～2.0 g/d，分 4 次静脉滴入，儿童剂量为 30～50 mg/（kg·d），分 4 次静脉滴入。也可用复方磺胺甲噁唑（SMZ-TMP），成人 4 片 /d，分 2 次口服，小儿酌减。还可用头孢菌素类药物治疗。

带菌者可用常规治疗剂量的青霉素，连续用药 7 d，一般均可转阴。

（二）对症治疗

脓毒型猩红热，中毒症状明显者，除应用大剂量青霉素外，可予以肾上腺皮质激素，发生休克者，给予抗休克治疗。

六、护理诊断

体温过高：与 A 组 β 型溶血性链球菌感染有关。

有感染的危险：与患者呼吸道排菌有关。

皮肤完整性受损：与细菌产生红疹毒素引起皮肤损伤有关。

潜在并发症：急性肾小球肾炎。

七、护理措施

（一）一般护理

1. 消毒与隔离

护士应对患者进行呼吸道隔离。房间应通风换气，充分利用日光照射，患者的鼻咽分泌物、痰液要用纸包裹好进行焚烧，患者接触过的物品，应用 0.5% 石炭酸消毒。

2. 休息与活动

室内保持良好通风，室温维持在 18 ～ 20℃。患者发热期间应卧床休息。

3. 饮食

发热期间给予患者高能量、高蛋白、高维生素及易消化的流质或半流质饮食，并保证足够的液体摄入量。

（二）病情观察

注意观察患者体温、咽痛症状、咽部分泌物及皮疹变化。警惕并发症的发生，观察其他部位有无化脓性病灶，注意定时检查尿常规，及时发现肾脏损伤。

（三）对症护理

1. 高热

高热患者应在严密观察下以物理降温为宜，禁用酒精擦浴，避免对皮肤的刺激。对持续高热且物理降温效果不明显者，可遵医嘱予以药物降温。

2. 皮疹

护士应保持患者皮肤清洁，可用温水清洁皮肤，忌用肥皂水，以减少对皮肤的刺激。出疹期间患者如有皮肤瘙痒，可局部涂炉甘石洗剂，忌穿化纤类内衣，应选纯棉、透气良好的衣物。退疹期皮肤脱屑时，应让其自然脱落，嘱患者忌用手剥脱，局部可涂凡士林或液体石蜡。

3. 咽痛

提醒患者注意口腔卫生，常规进行口腔护理，咽痛明显者可用氯己定或朵贝液漱口。

（四）用药护理

护士应遵医嘱用药并观察药物不良反应。应用青霉素及其他抗生素治疗时，注意观察患者有无过敏反应或胃肠道副反应。

（五）心理护理

了解患者的心理状态，及时与患者及其家属沟通，耐心听取患者的叙述，鼓励患者说出自身感受，向患者及其家属讲解疾病相关知识，关心支持患者，帮助缓解焦虑、恐惧等不良情绪，树立战胜疾病的信心。

八、健康教育

（一）疾病预防指导

控制传染源：护士应指导患者执行呼吸道隔离，应隔离至临床症状消失后 1 周，咽拭子培养连续 3 次阴性且无并发症。猩红热密切接触者应医学观察 7 ～ 12 d。儿童机构工作人员的带菌者，暂时调离工作，并给予治疗，至 3 次咽拭子培养阴性方可恢复工作。

切断传播途径：为预防本病的关键性措施。指导患者室内保持良好通风，充分利用日光照射，患者的鼻咽分泌物、痰液要包裹在纸内进行焚烧，患者接触过的物品应用 0.5% 石炭酸消毒。

保护易感人群：对密切接触者，可酌情采用药物治疗。

（二）疾病知识指导

护士应对患者及家属讲述疾病过程、常用药物及药物的副作用，强调并发症的观察和合理饮食的重要性。居室要注意经常通风换气，保持空气清新。在病程第 2 ～ 3 周易出现并发症，其中以急性肾小球肾炎多见，指导患者每周查 1 次尿常规，以便早发现、早治疗。

第三章　儿科疾病患儿的护理

第一节　新生儿窒息

新生儿窒息是指胎儿因缺氧发生宫内窘迫或娩出后 1 min 内无自主呼吸或未建立规律性呼吸，导致低氧血症、混合性酸中毒及全身脏器损伤。新生儿窒息是导致新生儿伤残和死亡的重要原因之一。

一、病因及发病机制

（一）病因

能影响母体和胎儿血液循环和气体交换的因素都会造成新生儿窒息。

1. 孕母因素

孕母患糖尿病，严重贫血，心、肾、肺等全身疾病；患妊娠高血压、胎盘异常等产科疾病；吸毒、吸烟；孕母年龄＞35 岁或＜16 岁；多胎妊娠。

2. 分娩因素

脐带打结、受压、绕颈、脱垂等造成脐带血流中断；难产、手术助产，如高位产钳、胎头吸引等；产程中麻醉药使用不当。

3. 胎儿因素

早产儿、小于胎龄儿、巨大儿；严重先天性畸形的新生儿、羊水或胎粪吸入气道者；宫内感染所致的神经系统受损等。

（二）发病机制

窒息早期，因低氧血症和酸中毒导致血流重新分配，胃肠道、肺、肾、肌肉、皮肤等器官血流减少，而心、脑等重要器官的血流供应得到保证。若严重窒息，缺氧持续存在，发生严重代谢性酸中毒，导致全身各器官受累，包括脑损伤、呼吸衰竭、循环衰竭、坏死性肠炎、肾损伤及低血糖等生化和血液改变；同时，可引起肛门括约肌松弛，胎粪排出，污染羊水。若胎儿因缺氧出现真性呼吸，可吸入被胎粪污染的羊水。

二、临床表现

（一）胎儿宫内窘迫

早期表现为胎动增加，胎心率 ≥ 160 次 /min，晚期胎动减少甚至消失，胎心率

< 100 次 /min，最后停搏。羊水可被胎粪污染成黄绿色或深绿色。

（二）新生儿娩出时窒息

窒息程度可用 Apgar 评分评估，于患儿出生后 1 min、5 min 和 10 min 各评一次。总共 10 分，评分 8 ～ 10 分为正常；4 ～ 7 分为轻度窒息，患儿皮肤青紫、呼吸浅表或不规则，肌张力增强或正常；0 ～ 3 分为重度窒息，患儿皮肤苍白，呼吸微弱或无呼吸，肌张力低下。若生后 1 min 评分为 8 ～ 10 分而数分钟后又降到 7 分以下亦属窒息。5 min 后评分仍低于 6 分者，发生神经系统后遗症可能性较大，预后较差。

窒息患儿经过及时抢救大多数能够恢复呼吸，皮肤转红，哭声响亮。少数重度窒息或缺氧较久可引起多脏器损伤，如胎粪吸入综合征、呼吸暂停、缺氧缺血性脑病、颅内出血、低血糖、低血钙、少尿、坏死性小肠结肠炎等。

三、辅助检查

（一）血气分析

血气分析显示呼吸性酸中毒和代谢性酸中毒，pH 值降低，$PaCO_2$ 升高，PaO_2 下降，碱剩余（BE）值下降。

（二）头颅 CT 检查

头颅 CT 检查帮助诊断缺氧缺血性脑病和颅内出血。

四、预防治疗

（一）预防

对孕母做好产前检查，并对高危胎儿进行监护。

（二）早期预测

预计胎儿娩出有窒息的危险时，做好抢救和复苏的准备工作，包括人员、仪器、药品准备等。

（三）复苏

采用国际通用的 ABCDE 复苏方案。

A（airway）：开放气道。

B（breathing）：建立呼吸。

C（circulation）：维持正常循环。

D（drug）：药物治疗。

E（evaluation）：评估。

前三项最为重要，其中 A 是根本，B 是关键。E 贯穿整个复苏过程。

（四）复苏后处理

评估和监测患儿呼吸、心率、血压、尿量、肤色、经皮氧饱和度及窒息所致的神经系统症状等，注意维持内环境稳定，控制惊厥，治疗脑水肿。

五、护理诊断

低效性呼吸型态：与吸入羊水、气道分泌物导致低氧血症和高碳酸血症有关。

有感染的危险：与吸入羊水或胎粪以及免疫功能低下有关。

体温过低：与缺氧、环境温度低下有关。

潜在并发症：缺氧缺血性脑病与颅内出血。

六、护理措施

（一）复苏

对窒息的患儿立即采取复苏措施，由新生儿科和产科护士共同处理。应早期预测发生新生儿窒息的可能性，做好抢救和复苏的准备工作。

1. 复苏程序

患儿娩出后应分秒必争地进行抢救，按 ABCDE 复苏方案进行。

A：开放气道。患儿娩出后，立即挤尽口、咽、鼻部的黏液。将患儿置于预热的开放式远红外线抢救台上，立即用温热毛巾擦干头部及全身的羊水及血迹，以减少散热。患儿仰卧，肩部以毛巾抬高 2～3 cm，使颈部轻微仰伸，用吸管吸净口腔、咽部及鼻腔的黏液和分泌物，先口后鼻。吸引时间不超过 10 s。

B：建立呼吸。用手指弹患儿足底或刺激皮肤，以引起啼哭、建立呼吸，应在生后 20 s 内完成。患儿经刺激后若出现正常呼吸，心率＞ 100 次 /min，给予保暖观察。如无自主呼吸和（或）心率＜ 100 次 /min，立即用复苏器加压给氧；声门下有胎粪颗粒者、需较长时间加压给氧者、疑有膈疝者，应在 20 s 内完成气管插管和 1 次吸引。

C：维持正常循环。无心跳或 30 s 正压通气后心率＜ 60 次 /min，需胸外按压心脏，用双拇指或中、示指按压胸骨中、下 1／3 交界处，按压频率为 90 次 /min，按压 3 次，正压通气 1 次，按压深度为 1.5～2.0 cm（约前后胸直径 1／3 的深度）。

D：药物治疗。在充分正压通气和胸外心脏按压后，心率仍小于 60 次 /min，给 1：10 000 肾上腺素 0.1～0.3 mL/kg，静脉或气管滴入，必要时可重复。酌情可使用扩容药物。必要时可给予纳洛酮及血管活性药物。

E：评估。在复苏过程中，每操作一步，均要评估患儿情况，再决定下一步的操作，直到完成复苏。

2. 复苏后监护

患儿复苏后至少监护 3 d，注意观察病情变化，监护体温、呼吸、心率、血压、尿量、皮肤颜色和神经系统症状等，并注意合理喂养，预防感染。

（二）保温护理

整个护理过程中应注意患儿的保温，可将患儿置于远红外保暖床上，病情稳定后将患儿置于暖箱中保暖或用热水袋保暖，维持患儿肛温在 36.5 ～ 37.0 ℃。

（三）家长心理护理

护士应耐心细致地讲解病情，告诉家长患儿目前的情况和可能的预后，帮助家长树立信心，促进父母角色的转变。

七、健康教育

告知家长产前保健的重要性，包括定期产检、避免有害物质接触以及分娩时的专业监护，确保胎儿安全。家长应学会识别新生儿窒息，如新生儿哭声微弱、肤色青紫等，并了解基本的急救知识，如保持呼吸道通畅、及时寻求医疗帮助，以保障新生儿生命安全。同时，告知家长产后密切观察和专业护理也是预防并发症的关键。

第二节　新生儿缺氧缺血性脑病

新生儿缺氧缺血性脑病（HIE）是由于各种围生期因素引起的缺氧和脑血流减少或暂停而导致新生儿的脑损伤，是新生儿窒息后的严重并发症。此病病情重，病死率高，可能产生永久性神经功能缺陷，如智力障碍、癫痫、脑性瘫痪等。

一、病因及发病机制

（一）病因

缺氧是发生新生儿缺氧缺血性脑病的核心，其中围生期窒息是最主要的原因，而窒息主要发生在产前、产时，少数为产后。另外，出生后肺部疾病、严重心脏病变及严重失血也可引起脑损伤。

（二）发病机制

本病的发病机制非常复杂。当缺氧缺血不完全时，体内血流发生第一次重新分配，保证心、脑重要器官的血液供给。如缺氧持续存在，则发生血流第二次重新分配，使脑干、丘脑及小脑的血供得以保证，而损伤大脑皮质矢状窦两旁的带状区。如缺氧缺血是完全性的，则上述代偿机制不会发生，而直接损伤基底神经节、丘脑、脑干。缺氧和高碳酸血症可导致脑血管自主调节功能障碍，当血压升高时，脑血流灌注过度可致颅内出血，当血压下降时，脑血流减少引起缺氧缺血性脑损伤。缺氧缺血可导致脑组织代谢改变并导致脑细胞死亡。

二、临床表现

患儿主要表现为意识障碍，肌张力和原始反射的改变，临床上分轻、中、重 3 度。

（一）轻度

患儿主要表现为兴奋，易激惹，拥抱反射活跃，肌张力正常，一般无意识障碍，症状在 24 h 内明显，多于 3 d 内消失，预后良好。

（二）中度

患儿表现为嗜睡，反应迟钝，肌张力减低，肢体自发活动减少，常伴有惊厥。前囟张力可增高，原始反射减弱。症状在出生后 72 h 最明显，大多数的症状在 14 d 内消失，可能有后遗症。

（三）重度

患儿意识不清，常处于昏迷状态，肌张力低下，自发活动和疼痛反应消失，常 12 h 内频繁惊厥。前囟张力高，原始反射消失等。本型死亡率高，存活者多数留有后遗症。

三、辅助检查

（一）血生化检查

血清肌酸激酶同工酶（CK–MB）升高。

（二）B 超检查

B 超检查对脑水肿、脑室及其周围出血有较好的诊断价值。

（三）头颅 CT 检查

头颅 CT 检查有助于了解脑水肿、颅内出血的部位和性质。对预后判断有一定意义。最适合的检查时间在出生后 2 ～ 5 d。

（四）脑电图

轻度新生儿缺氧缺血性脑病可无异常，对判断中、重度损伤程度和预后有帮助。

四、治疗

（一）氧疗

选择适当的方法氧疗。

（二）控制惊厥

首选苯巴比妥，顽固性抽搐者加用咪达唑仑。

（三）减轻脑水肿

控制液体出入量，避免输液过量。

（四）纠正酸中毒

代谢性酸中毒者可酌情使用碳酸氢钠。

（五）亚低温治疗

亚低温治疗适用于中、重度足月儿，是目前治疗新生儿缺氧缺血性脑病的有效措施。

五、护理诊断

有废用综合征的危险：与缺氧缺血导致的后遗症有关。

低效性呼吸型态：与颅内压增高、脑组织受损影响呼吸中枢有关。

潜在并发症：颅内压增高。

六、护理措施

（一）一般护理

护士应根据患儿病情，选用合适的喂养方式，必要时鼻饲喂养或静脉营养，保证能量供给。

（二）病情观察

监测患儿意识状态、肌张力、呼吸、心率、囟门等情况，以及有无惊厥发生、发生的时间、表现等。做好记录并及时与医生取得联系。

（三）用药护理

镇静首选苯巴比妥。维持良好循环功能，保证脑血流灌注。必要时使用多巴胺及多巴酚丁胺。注意观察药物的不良反应。

（四）对症护理

及时清除患儿呼吸道分泌物，选择适当的氧疗方法，维持 PaO_2 为 $50 \sim 70 \ mmHg$，$PaCO_2 < 40 \ mmHg$。

（五）心理护理

早期给予患儿动作训练和感知刺激，提醒患儿母亲多怀抱患儿，多让患儿看五颜六色的玩具，多听轻音乐。向家长耐心细致地解答病情，以取得理解。恢复期指导家长掌握康复干预方法。

七、健康教育

耐心细致地向家属解答病情，介绍相关医学知识，减少家属的焦虑心理。告知家属定期带患儿到医院复查，坚持治疗及功能锻炼，促进患儿早日康复。

第三节　新生儿颅内出血

新生儿颅内出血主要由缺氧或产伤引起，是新生儿常见的危重疾病。临床表现以中枢神经系统兴奋或抑制状态为特征。早产儿发病率较高，病死率高，预后较差。

一、病因与发病机制

新生儿尤其是早产儿，生后 1 周内凝血功能不成熟，且血管壁薄，故易出血。

缺氧和（或）产伤是本病的主要病因。

（一）缺氧缺血

产前、产程中及产后各种引起缺氧、缺血的因素都可导致颅内出血，以早产儿多见。缺氧和酸中毒可使毛细血管通透性增加、破裂出血，引起室管膜下生发层基质出血，脑实质点状出血，以及蛛网膜下腔出血。

（二）产伤

胎头过大、头盆不称、急产、臀位产、高位产钳和吸引器助产等，使胎儿头部受损造成颅内出血；医疗或护理操作时对头部按压过重也可造成颅内出血。

（三）其他

窒息、高渗液体快速输入、机械通气不当等可导致毛细血管破裂引起颅内出血。

二、临床表现

（一）症状和体征

症状和体征主要与出血部位和出血量有关，一般在出生后 2～3 d 发病。一般先表现为神经系统兴奋症状，随后出现抑制症状。

1. 颅内压升高

前囟隆起，脑性尖叫，血压增高，惊厥，角弓反张。

2. 意识改变

激惹、嗜睡、昏迷，兴奋与抑制交替出现。

3. 眼症

双目凝视，斜视，眼球上转困难，眼球震颤。瞳孔不对称，对光反射消失。

4. 呼吸改变

呼吸增快、减慢、不规则或暂停等。

5. 肌张力改变

肌张力早期增高，以后减低。

6. 原始反射

觅食反射、拥抱反射等减弱或消失。

7. 其他

低体温、面色苍白、黄疸等。

（二）不同部位的颅内出血临床表现特点

1. 脑室周围－脑室内出血

脑室周围－脑室内出血多见于早产儿。常于 24～72 h 出现症状，表现为呼吸暂停、嗜睡、肌张力低下、拥抱反射消失等。

2. 原发性蛛网膜下腔出血

患儿大多有产伤史，可出现抽搐，腰椎穿刺可见血性脑脊液。

3. 硬膜下出血

患儿多有产伤史，轻微出血者可无症状，明显出血者出现惊厥、偏瘫、斜视等神经系统症状。

三、辅助检查

（一）影像学检查

头颅 B 超、CT、MRI 检查有助于确定出血部位、程度、范围。

（二）脑脊液检查

患儿脑脊液可以是血性脑脊液。由于脑脊液检查是有创检查，目前已很少应用。

（三）血常规

血常规检查结果可以有贫血表现。

（四）血生化检查

血清肌酸激酶同工酶增高。

四、治疗

（一）止血

可选用维生素 K_1 注射用血凝酶止血。严重患儿可少量多次输新鲜血浆或全血。

（二）降低颅内压

可选用呋塞米降低颅内压。中枢性呼吸衰竭者可用小剂量甘露醇。

（三）控制惊厥

可选用苯巴比妥，效果差者可加用地西泮。

（四）支持疗法

患儿应保持安静，减少刺激，防止再出血。注意保暖，必要时可入暖箱，保证能量和液体供给。适当吸氧，改善脑缺氧。

五、护理诊断

低效性呼吸型态：与颅内出血致颅内压升高压迫呼吸中枢有关。

营养失调：低于机体需要量，与摄入量减少和呕吐有关。

潜在并发症：颅内压升高。

六、护理措施

（一）一般护理

护士应根据患儿病情选择适当的喂养方式，必要时鼻饲喂养或静脉高营养，保证能量供给。让患儿保持安静，减少不必要的刺激。

（二）病情观察

密切观察患儿呼吸频率和节律；及时清理呼吸道分泌物，保持呼吸道通畅；避免压迫胸部，影响呼吸；根据缺氧程度用氧，注意用氧的方式和浓度，症状好转，及时停用氧气。

（三）对症护理

颅内压升高者可用呋塞米 0.5 ～ 1.0 mg/（kg·d），分 3 次静脉滴注，速度不宜太快。呼吸节律不整、瞳孔不等大者可使用甘露醇，每次 0.25 ～ 0.50 g/kg，每 6 ～ 8 h 1 次。注意观察患儿药物反应。体温过高时给予物理降温，体温过低时用远红外辐射床、暖箱或热水袋保暖。

（四）家长心理护理

患儿病情危重时应及时向家长介绍病情和治疗、护理方案，鼓励家长表达内心感受，耐心解答家长的疑问。恢复期应指导康复方法，鼓励坚持治疗和随访。有后遗症时，教会家长对患儿进行功能训练，增强家长的信心。

七、健康教育

护士应指导家长加强围生期保健，减少异常分娩所致的产伤和窒息。向家长解答病情，给予支持和安慰，减轻其紧张和恐惧心理。对留有后遗症者，鼓励家长做好患儿智力开发、肢体功能训练。

第四节　新生儿呼吸窘迫综合征

新生儿呼吸窘迫综合征（NRDS）又称新生儿肺透明膜病（HMD），是指出生后不久即出现的进行性呼吸困难、青紫、呼气性呻吟、吸气性三凹征和呼吸衰竭。主要发生于早产儿，是新生儿期重要的呼吸系统疾病。肺病理特征为外观暗红，肺泡壁至终末细支气管壁上附有嗜伊红透明膜。

一、病因及发病机制

本病主要是由于缺乏肺泡表面活性物质（PS）所引起。PS 由肺泡Ⅱ型细胞产生，主要成分为磷脂，具有降低肺泡表面张力，使呼气时肺泡仍张开而不萎缩的作用。在胎龄 18 ～ 20 周出现，35 周后迅速增加。故本病在胎龄小于 35 周的早产儿中更多见。此外，在缺氧、剖宫产、糖尿病孕母的婴儿和肺部严重感染情况下，本病的发病率增高。

PS 缺乏，肺泡壁表面张力增高，呼气时肺内残余气减少，肺泡逐渐萎陷、不张，导致通气不良，出现缺氧、发绀。缺氧、酸中毒引起肺血管痉挛，阻力增加，导致在动脉导管、卵圆孔水平发生右向左分流，导致肺灌注量减少，肺组织缺氧严重，毛细血管及肺泡壁渗透性增加，纤维蛋白沉积于肺泡表面形成透明膜，气体交换进一步受阻，使缺氧及酸中毒更加严重，形成恶性循环。严重时，右向左分流量达心排血量的 80%，出现心力衰竭，即使吸入高浓度氧气，青紫也不易改善。

二、临床表现

（一）症状

患儿出生时可正常，或有窒息。出生后 4 ~ 6 h 出现呼吸困难，呈进行性加重，伴呼气时呻吟，吸气时胸廓凹陷，出现鼻翼扇动、发绀、肌张力低下、呼吸暂停，甚至出现呼吸衰竭。

（二）体征

肺部听诊呼吸音低，早期无啰音，以后可听到细小水泡音；心音减弱、胸骨左缘可闻及收缩期杂音。

（三）预后

重者多于 3 d 内死亡。若生存 3 d 以上则有望恢复。

三、辅助检查

（一）血气分析

血气分析示 PaO_2 下降，$PaCO_2$ 升高，pH 值降低。

（二）磷脂和鞘磷脂的比值

分娩前抽取羊水测卵磷脂（L）和鞘磷脂（S）的比值，如低于 2 ∶ 1，提示胎儿肺可能发育不良。

（三）胸部 X 线检查

胸部 X 线检查有特征性表现，早期两肺野普遍透光度降低，内有散在的细小颗粒和网状阴影；以后出现支气管充气征；重者可整个肺野不充气，呈"白肺"。

（四）胃液振荡试验

胃液振荡试验又称泡沫稳定试验。胃液 1 mL 加 95% 酒精 1 mL，振荡 15 s 后静止 15 min，沿管壁有一圈泡沫为阳性。阳性者可排除本病。

四、治疗

（一）保暖

应保证患儿体温在 36～37℃，暖箱相对湿度在 50%左右。

（二）保持呼吸道通畅

及时清除患儿咽部黏液。

（三）保证营养和液体摄入量

不能哺乳者用 1 / 5 张含钠液 60～80 mL/（kg·d），第 2 d 以后用量为 100～120 mL/（kg·d），静脉滴注。

（四）吸氧和机械通气

机械通气时将 PaO_2 维持在 50～70 mmHg，PaO_2 过高可导致早产儿视网膜病（ROP）而失明。吸入氧浓度（FiO_2）> 0.6，吸入超过 24 h 对肺有一定毒性，可导致支气管肺发育不良（慢性肺部疾病）。

（五）PS 替代疗法

PS 有天然、人工合成和混合制剂 3 种。将 PS 制剂 100～200 mg/kg 混悬于 4 mL 生理盐水中，尽早由气管导管滴入，用药后 1～2 h 可见症状好转，隔 12 h 重复相同剂量。生后 2 d 内多次（2～3 次）给药。生后正常呼吸前给予 PS 替代疗法可起预防作用。

（六）对症治疗

纠正水、电解质紊乱和酸碱平衡失调；控制心力衰竭，用毒毛花苷 K 每次 0.01 mg/kg，或毛花苷 C 每次 0.015 mg/kg，缓慢静脉注射。

（七）预防和控制感染

严格执行消毒隔离制度；选用有效抗生素，一般选用青霉素控制感染。

五、护理诊断

低效性呼吸型态：与缺乏 PS 导致进行性肺不张有关。

气体交换障碍：与肺泡缺乏 PS 导致肺透明膜形成有关。

营养失调：低于机体需要量，与摄入量不足有关。

六、护理措施

（一）一般护理

1. 环境

维持适宜的环境温度，相对湿度保持在 55%～65%，使患儿皮肤温度保持在 36～37℃，减少耗氧量。

2.喂养

准确记录患儿 24 h 液体出入量，对不能吸乳吞咽者可用鼻饲法或静脉补充高营养液。

（二）病情观察

严密观察患儿病情，用监护仪监测体温、呼吸、心率，经皮测氧分压等，并随时进行评估，认真记录特别护理记录单。

（三）对症护理

及时清除患儿口、鼻、咽部分泌物，必要时给予雾化吸入后吸痰，保持呼吸道通畅。供氧及辅助呼吸：根据病情及血气分析结果采用不同供氧方法、调节氧流量，使 PaO_2 维持在 50 ~ 70 mmHg，SaO_2 维持在 85% ~ 95%。

（四）用药护理

遵医嘱给患儿气管内滴入 PS。患儿体位应正确，即头稍后仰，使气道伸直；彻底吸净气道分泌物；抽取药液，从气管中滴入（患儿分别取平卧位、右侧卧位、左侧卧位），然后用复苏囊加压给氧 1 ~ 2 min，使 PS 在两侧肺内均匀分布，有利于药液更好地弥散。患儿用药后 4 ~ 6 h 禁止气道内吸引。

七、健康教育

护士应向家属做好解释工作，让家属了解治疗过程，取得最佳配合。同时做好育儿知识宣传工作。

第五节　蛋白质 – 能量营养不良

蛋白质 – 能量营养不良（PEM）又称混合型营养不良，是缺乏能量和（或）蛋白质引起的一种营养缺乏症。临床症状以体重不增为最早表现，以皮下脂肪减少或消失、进行性消瘦或水肿为主要特点，严重者出现各系统功能紊乱。多见于婴幼儿。

一、病因与病理生理

（一）病因

1.喂养不当

总能量长期不足，如奶粉配制过稀、骤然断奶；食物搭配不合理，挑食偏食，单纯用淀粉类喂哺。

2.疾病因素

疾病因素包括迁延性腹泻或慢性腹泻、先天性消化道畸形、严重的先天性心脏病等；慢性消耗性疾病，如肾病综合征、结核病、慢性感染。早产儿、多胎儿、低出生体重儿，生长速度相对较快，对蛋白质的需要量相对较多。

（二）病理生理

1. 新陈代谢异常

（1）蛋白质：蛋白质摄入不足或蛋白质丢失过多，患儿体内蛋白质代谢处于负氮平衡。当血清总蛋白 < 40 g/L、白蛋白 < 20 g/L 时，即可发生低蛋白水肿。

（2）脂肪：能量摄入不足导致体内脂肪大量消耗，致使血清胆固醇浓度下降。肝脏是脂肪代谢的主要器官，当人体脂肪大量消耗超过肝的代谢能力时可造成肝脏细胞脂肪浸润及变性。

（3）糖类：摄入不足和（或）消耗过多，导致糖原不足，血糖偏低，轻度症状不明显，重度可引起低血糖昏迷甚至猝死。

（4）水、盐代谢：由于脂肪大量消耗，细胞外液容量增加，低蛋白血症可进一步加剧，引起水肿。易出现低渗性脱水、酸中毒、低钾血症、低钠血症、低钙血症、低镁血症。

（5）体温调节：营养不良儿童体温偏低，可能与能量摄入不足；皮下脂肪薄，散热快；血糖降低；耗氧量低、脉率和周围循环量减少有关。

2. 各系统功能低下

消化系统：消化液和酶的减少，酶活性降低，肠蠕动减弱，菌群失调，导致消化功能低下，易发生腹泻。

循环系统：心肌收缩力减弱，心排血量减少，血压偏低，脉细弱。

泌尿系统：肾小管吸收功能减弱，尿量增加而尿比重下降。

神经系统：精神抑郁，有时烦躁不安、表情淡漠、反应迟钝、记忆力减退、条件反射不易建立。

免疫功能：非特异性和特异性免疫功能均明显降低，极易并发各种感染。

二、临床表现

（一）体重不增

体重不增是蛋白质 – 能量营养不良的最早表现，随着病情的加重，患儿生长发育停滞，体重下降。

（二）皮下脂肪减少

皮下脂肪减少顺序是：腹部—躯干—臀部—四肢—面颊。同时出现消瘦，肌肉松弛，肌张力降低，皮肤干皱无弹性。腹部皮下脂肪的厚度是判断营养不良程度的重要指标之一。

（三）各系统功能紊乱

食欲下降，消化吸收不良，常发生呕吐、腹泻；肌肉萎缩、松弛；循环功能低下，出现血压降低、心率减慢、四肢发凉等症状。常伴发营养不良性水肿。精神萎靡不振，或烦躁、萎靡交替出现。运动和语言发育迟缓。

（四）并发症

感染：蛋白质－能量营养不良易继发各种感染，如上呼吸道感染、肺炎、鹅口疮、肺结核等。

多种维生素缺乏：以维生素 A 缺乏引起的角膜干燥、软化或溃疡多见。其次有口角炎、齿龈出血、佝偻病等。

营养性贫血：以小细胞低色素性贫血最常见。

自发性低血糖：多在夜间或清晨出现，表现为出汗、心慌、面色苍白、脉搏减慢、呼吸暂停、抽搐、昏迷甚至死亡。

三、辅助检查

血浆总蛋白量降低、白蛋白降低为突出表现。血糖和胆固醇水平下降。胰岛素样生长因子 1（IGF–1）反应灵敏且受其他因素影响小，它的降低被认为是早期诊断蛋白质－能量营养不良灵敏可靠的指标。

四、治疗

本病应早发现、早治疗，采取综合治疗措施。其中病因治疗是关键。

（一）饮食

根据患儿消化能力给予易消化、有营养、富含维生素的饮食。

（二）促进消化功能

给予患儿助消化药物，如胃蛋白酶、胰酶、多酶片等。

（三）补充营养物质

轻中度者注意平衡膳食，增加能量和蛋白质的摄入量。病情重者可输入氨基酸、白蛋白、新鲜血浆、脂肪乳等。

（四）促进蛋白质合成

蛋白同化激素如苯丙酸诺龙，每次肌内注射 10～25 mg，每周 1～2 次，连续 2～3 周。

五、护理诊断

营养失调：低于机体需要量，与营养物质长期摄入不足和（或）消耗增加有关。

有感染的危险：与机体免疫功能下降有关。

生长发育障碍：与营养物质缺乏、不能满足生长发育的需要有关。

知识缺乏：患儿家长缺乏儿童营养与喂养的知识。

潜在并发症：自发性低血糖、营养性缺铁性贫血等。

六、护理措施

（一）休息与活动

患儿应适当休息，避免劳累，加强护理。护士应保证患儿睡眠充足及精神愉快。患儿恢复期可到户外活动，接受新鲜空气及阳光。护士应根据患儿具体情况逐渐增加活动量。

（二）饮食护理

鼓励患儿进食高能量、高蛋白、高维生素、低脂肪、易消化的饮食，以适合其消化功能。根据病情轻重和消化功能调整饮食的量及种类，其原则是：由少到多，由稀到稠，循序渐进，逐渐增加。能量的供应标准应由低至正常，超过正常再恢复到正常。

（三）病情观察

定期监测患儿体重、身高、皮下脂肪厚度。如出现面色苍白、饥饿、出冷汗、心率减慢、呼吸暂停、抽搐、意识不清等，应立即通知医生，并注射 25%～50% 葡萄糖溶液进行抢救。观察患儿的病情变化，有无发热、咳嗽、腹泻等感染的表现。

（四）对症护理

1. 预防感染

保持患儿皮肤清洁，勤洗澡，勤换尿布、内衣，勤晒被褥。伴有水肿者，应防止皮肤破损继发感染。由于长期卧床局部皮肤受压，血液循环差，弹性降低及长期受潮湿、摩擦等刺激，患儿易发生压力性损伤，应经常保持皮肤清洁、干燥。床铺要平整、无碎屑，衣被要柔软，护士及家属应常协助患儿翻身，防止压力性损伤发生。水肿患儿肌内注射药物，进针宜深，拔针后局部用干棉签压迫数分钟，防止药液外渗。保持口腔清洁，做好口腔护理。气温变化时，要及时增减衣物，调节室温，以防上呼吸道感染。

2. 其他

有营养性缺铁性贫血表现者应及时补充铁剂。对维生素 A 缺乏引起的角膜干燥患儿，可用生理盐水浸润角膜及涂抗生素眼膏，同时口服或注射维生素 A 制剂。

（五）用药护理

遵医嘱给予静脉营养疗法。苯丙酸诺龙为油剂，应用粗针头深部注射。输液量不宜多，速度宜慢，以防止发生心力衰竭。出现自发性低血糖时应按医嘱静脉输入 25%～50% 葡萄糖液。

（六）心理护理

患儿多年幼，心理活动简单。重度者反应迟钝、淡漠、对周围事物不感兴趣，性格内向，不能很好适应环境。患儿父母常感焦虑或无能为力。护士应体贴关心患儿，建立良好的护患关系，取得患儿及家长的信任，鼓励患儿进行适当的游戏与活动；有针对性地向家长介绍疾病治疗、护理方法及预后，使患儿及家长克服焦虑、紧张、恐惧等心理，树立治愈信心。

七、健康教育

护士应向家长介绍患儿营养需要，添加辅食的原则、方法；改变不良饮食习惯；嘱患儿加强体格锻炼，保证充足睡眠；预防传染病；及时治疗儿童急慢性疾病，矫治先天畸形等；做好生长发育监测。

第六节　儿童肥胖症

儿童肥胖症分为单纯性肥胖和内分泌疾病引起的病理性肥胖。前者是由于长期能量摄入过多，超过人体的消耗，体内脂肪过度积聚、体重超过正常范围的一种营养障碍性疾病。儿童体重若超过同性别、同身高正常儿童均值20%便可诊断为儿童肥胖症。儿童肥胖症不仅影响儿童的健康，还可延续至成年，增加高血压、糖尿病、冠心病、胆石症、痛风等疾病的风险。

一、病因与发病机制

能量摄入过多，是肥胖的主要原因。多余的能量转化为脂肪贮存体内。活动量少和遗传因素也是发生肥胖的原因。父母皆肥胖的后代肥胖率高达80%；双亲之一肥胖者，后代肥胖发生率为40%～50%；双亲正常的后代发生肥胖的概率仅10%～14%。调节饱食感及饥饿感的中枢失去平衡，如精神创伤（如亲人病故或学习成绩低下）以及心理异常等因素亦可致儿童过食。有3%～5%的儿童肥胖症继发于各种内分泌代谢病或遗传性疾病，这些儿童不仅体脂的分布特殊，且常伴有肢体异常或智能异常。

人体的脂肪细胞数目在胎儿出生后3个月、出生后1年以及11～13岁3个阶段增长最多。若肥胖发生在这3个时期，可引起脂肪细胞数目增多，治疗比较困难且容易复发。在其他时期发生的肥胖，仅脂肪细胞体积增大而数目正常，此类肥胖的治疗较易奏效。

二、临床表现

此处主要介绍单纯性肥胖，单纯性肥胖可发生于任何年龄，但常见于婴儿期、5～6岁和青春期，且男童多于女童。常见临床表现如下。

（一）食欲旺盛

患儿食欲旺盛，喜吃甜食和高脂肪食物，不爱活动。

（二）易疲劳

患儿常有疲劳感，活动时气短或腿痛。严重肥胖者由于脂肪的过度堆积限制了胸部扩展和膈肌运动，导致肺通气量不足，呼吸浅快，造成缺氧、气急、发绀、红细胞增多、心脏扩大或出现充血性心力衰竭甚至死亡，称为肥胖－换气不良综合征。

（三）体格检查

可见患儿皮下脂肪丰满，但分布均匀，腹部膨隆下垂，严重肥胖者可因皮下脂肪过多，胸腹、臀部及大腿皮肤出现皮纹；体重过重，走路时双下肢负荷过度可致膝外翻和扁平足。女孩胸部脂肪过多应与乳房发育相鉴别，后者可触及乳腺组织的硬结。男性患儿因大腿内侧和会阴部脂肪过多，阴茎可隐匿在阴阜脂肪垫中而被误诊为阴茎发育不良。

三、辅助检查

常规检查血压、糖耐量、血糖、腰围、高密度脂蛋白（HDL）、低密度脂蛋白（LDL）、甘油三酯、胆固醇等指标。严重患儿超声检查有脂肪肝。

四、治疗

儿童肥胖症的治疗是一个综合过程，主要包括调整饮食结构、增加体力活动、改变不良生活习惯以及必要时采取药物治疗或手术，旨在帮助患儿达到并维持健康的体重，促进其身心健康发展。

五、护理诊断

营养失调：高于机体需要量，与摄入过多高能量食物、运动量过少、遗传、体内激素调节紊乱有关。

自我形象紊乱：与肥胖引起形象改变有关。

潜在并发症：高血压、高脂血症、糖尿病。

六、护理措施

（一）一般护理

在家庭的配合下，指导患儿和其家长制订合理的饮食计划，改进膳食习惯。注意进食方式和环境，如增加咀嚼次数、减慢进食速度，避免进食时看电视或听广播，定期检查执行计划的效果。

（二）饮食护理

为了达到减肥的目的，患儿每天摄入的能量必须低于机体消耗的总能量。在限制能量基础上，使蛋白质、脂肪、糖类配比适宜，无机盐、维生素供给充分。推荐低脂肪、低糖和高蛋白质食品，应保证膳食中微量营养素的供给，必要时可服用复合维生素片剂。鼓励患儿进食体积大、饱腹感强而能量低的蔬菜类食品，如白萝卜、胡萝卜、芹菜、冬瓜、黄瓜、南瓜等，以增加饱腹感。避免油炸食品、方便食品、快餐、零食等食物。养成良好的饮食习惯，少食多餐，避免过饱，细嚼慢咽。

（三）运动护理

适量运动能促进脂肪分解，减少胰岛素分泌，使脂肪合成减少，蛋白质合成增加，促进肌肉发育。选择适合患儿具体情况的运动方式进行活动，需兼顾运动的有效性、可行性及趣味性，并注意循序渐进、长期坚持，否则体重不易下降或下降后又复升。

（四）心理护理

引导患儿正确对待自身存在的问题，鼓励患儿说出害怕及担忧的心理感受，帮助患儿接纳自身形象，消除患儿因肥胖而带来的自卑。鼓励家长向患儿表达不嫌弃和关心的情感。指导患儿参加正常的社交活动，建立健康的生活方式。

七、健康教育

护士应向家长宣传儿童肥胖症的预防知识及危害性，讲述科学喂养知识，培养患儿良好饮食习惯；家长应带领患儿参加运动，并让儿童坚持锻炼。指导家长对患儿实施生长发育监测，定期门诊复查。

第四章　外科疾病患者的护理

第一节　甲状腺功能亢进

甲状腺功能亢进，简称"甲亢"，是指由各种原因导致甲状腺素异常增多而出现的以全身代谢亢进为主要特征的疾病。男、女均可发病，以女性多见。

甲亢的分类：①原发性甲亢。原发性甲亢最常见，多见于 20～40 岁。腺体呈弥漫性肿大，两侧对称，常伴有眼球突出，故又称"突眼性甲状腺肿"。可伴有胫前黏液性水肿。②继发性甲亢。继发性甲亢较少见，发病年龄多在 40 岁以上。继发于结节性甲状腺肿的甲亢，患者常先有多年结节性甲状腺肿史，以后才出现功能亢进症状。腺体呈结节状肿大，两侧多不对称，无眼球突出，易发生心肌损伤。③高功能腺瘤。高功能腺瘤少见，甲状腺内有单发的自主性高功能结节，结节周围的甲状腺组织呈萎缩改变，无眼球突出。

一、病因与发病机制

甲亢的病因迄今未明。近年来认为原发性甲亢是一种自身免疫性疾病。其淋巴细胞产生的两类 G 类免疫球蛋白，即长效甲状腺激素（LATS）和甲状腺刺激免疫球蛋白（TSI）能抑制腺垂体分泌促甲状腺激素（TSH），并与甲状腺滤泡壁细胞膜上的 TSH 受体结合，导致甲状腺素的大量分泌。继发性甲亢和高功能腺瘤患者血中 LATS 的浓度不高，可能与结节本身的自主性分泌紊乱有关。

甲状腺的病理改变主要表现为腺体内血管增多和扩张，淋巴细胞浸润；滤泡壁细胞多呈高柱状增生，并形成乳头状凸起伸入滤泡腔，腔内胶质减少。

二、临床表现

（一）症状

（1）甲状腺肿大：甲状腺有不同程度的弥漫性、对称性肿大，一般不引起局部压迫症状。

（2）突眼症状：双侧眼球突出、睑裂增宽；严重者上下眼睑闭合困难，甚至不能覆盖角膜，但突眼的严重程度与甲亢轻重无明显关系。

（3）全身症状：交感神经兴奋性增高患者出现性情急躁，情绪易激动，失眠，怕热，容易出汗，皮肤潮湿；食欲亢进却消瘦，体重减轻，易疲劳；双手颤动；心悸，严重时可出现心律失常。

（4）内分泌紊乱：女性可有月经失调，男性可有阳痿等。

（二）体征

心率加速，脉快有力（脉率每分钟常在 100 次以上，休息和睡眠时仍快），脉压增大；由于腺体内血管扩张、血流加速，左、右叶上下极可扪及震颤感，闻及血管杂音。

三、辅助检查

（一）基础代谢率测定

基础代谢率测定必须在清晨、空腹和静卧时进行。根据脉压和脉率计算，常用计算公式为：基础代谢率（%）=（脉率＋脉压）–111，以 ±10% 为正常，＋20%～＋30% 为轻度甲亢，＋30%～＋60% 为中度甲亢，＋60% 以上为重度甲亢。

（二）甲状腺摄 ^{131}I 率测定

正常甲状腺 24 h 内摄取的 ^{131}I 量为总摄入量的 30%～40%，若 2 h 内甲状腺摄取的 ^{131}I 量超过 25%，或 24 h 内超过 50%，且吸收 ^{131}I 高峰提前出现，都表示有甲亢。

（三）血清 T_3、T_4 含量测定

甲亢时 T_3 值的上升较早而快，约高于正常值的 4 倍；T_4 上升较迟缓，仅高于正常的 2.5 倍，故测定 T_3 对甲亢的诊断具有较高的敏感性。

四、治疗

（一）非手术治疗

1. 药物治疗

药物治疗是首选治疗方法，大多数患者经规律的药物治疗，常可获得满意疗效。抗甲状腺药物主要为硫脲类和咪唑类，目前国内使用较多的是丙硫氧嘧啶和甲巯咪唑。全部疗程为 1.5 年或更长，最短不能少于 1 年。

2. ^{131}I 治疗

此法治疗甲亢安全、简便、经济，且疗效好，是目前治疗甲亢的重要方法之一。^{131}I 大量浓聚在甲状腺，使甲状腺受到集中辐射，腺体功能受到抑制，甚至部分坏死、机化而使甲状腺缩小。

（二）手术治疗

甲状腺大部切除术是目前治疗中度以上甲亢的一种常用而有效的方法。

1. 手术适应证

手术适应证包括：①继发性甲亢或高功能腺瘤。②中度以上的原发性甲亢。③腺体较大，伴有压迫症状，或胸骨后甲状腺肿等类型的甲亢。④抗甲状腺药物或 ^{131}I 治

疗后复发或坚持长期用药有困难者。⑤妊娠早、中期的甲亢患者凡具有上述指征者。

2. 手术禁忌证

手术禁忌证包括：①青少年患者。②症状较轻者。③老年患者或伴有其他严重器质性疾病不能耐受手术治疗者。

五、护理诊断

焦虑、恐惧：与环境改变、担心手术及预后等有关。

疼痛：与手术切口有关。

营养失调：低于机体需要量，与甲亢时基础代谢率显著增高所致代谢需求量大于摄入量有关。

有受伤的危险：与突眼造成的眼睑不能闭合，有潜在的角膜溃疡、感染可能有关。

清理呼吸道无效：与咽喉部及气管受刺激、分泌物增多和切口疼痛有关。

潜在并发症：呼吸困难和窒息、喉返神经损伤、喉上神经损伤、甲状旁腺功能减退、甲状腺危象等。

六、护理措施

（一）术前护理

1. 用药护理

用药护理是术前用于降低基础代谢率的重要环节，常有以下几种方法。

1）单用碘剂

开始即用碘剂，2～3周待甲亢症状得到基本控制（患者情绪稳定，睡眠好转，体重增加，脉率 < 90 次/分，脉压恢复正常，基础代谢率 < ＋20%）后，便可进行手术。常用的碘剂是复方碘溶液（Lugol 溶液）。用法：口服，3 次/d。第 1 日每次 3 滴，第 2 日每次 4 滴，依此逐日递增至每次 16 滴，然后维持此剂量至手术。由于碘剂可刺激口腔和胃黏膜，故易引起恶心、呕吐、食欲不振等不良反应，因此，应指导患者于饭后用冷开水稀释后服用，或在用餐时将碘剂滴在馒头或饼干上一同服用。碘剂的作用在于抑制蛋白水解酶，减少甲状球蛋白的分解，从而逐渐抑制甲状腺素的释放。但因碘剂只能抑制甲状腺素的释放，并不能抑制甲状腺素的合成，故停服后会致贮存于甲状腺滤泡内的甲状腺素大量释放入血，使原有甲亢症状再现，甚或加重。因此，凡不拟行手术治疗的甲亢患者均不宜服用碘剂。

2）硫脲类药物加用碘剂

先用硫脲类药物，待甲亢症状基本控制后停药，改服碘剂 1～2 周，再行手术。因硫脲类药物能使甲状腺肿大充血，手术时极易发生出血，从而增加手术风险；而碘剂能减少甲状腺的血流量，减少腺体充血，使腺体缩小变硬，因此服用硫脲类药物后必须加用碘剂。

3）碘剂加用硫脲类药物后再加用碘剂

少数患者服碘剂 2 周后症状改善不明显，可加服硫脲类药物，待甲亢症状基本控制，停用硫脲类药物后再继续单独服用碘剂 1～2 周手术。在此期间应密切观察用药的效果与不良反应。

4）普萘洛尔

不能耐受碘剂或合并应用硫脲类药物或对此两类药物无反应的患者，可单用普萘洛尔或与碘剂合用作为术前准备。用法：每 6 h 服药 1 次，60～160 mg/次，一般服用 4～7 d 脉率即降至正常水平。由于普萘洛尔半衰期不到 8 h，故最末一次服用需在术前 1～2 h。术后继续口服 4～7 d。术前不用阿托品作为麻醉前用药，以免引起心动过速。

2. 突眼护理

眼睑不能闭合者应经常点眼药水，保护角膜和结膜，防止干燥、外伤及感染。睡前应涂抗生素眼膏，或用潮湿纱布覆盖，预防角膜炎和结膜炎；头部抬高，以减轻眼部肿胀。结膜发生充血水肿时，用 0.5% 醋酸可的松滴眼剂滴眼，并加用冷敷；眼睑闭合严重障碍者可行眼睑缝合术。

3. 饮食护理

患者因代谢率高，常感饥饿，饮食应以高能量、高蛋白质和富含维生素的均衡饮食为宜。主食应足量，可适当增加奶类、蛋类、瘦肉类等优质蛋白质，两餐之间增加点心。鼓励患者多饮水，以补充出汗、呼吸加快等所丢失的水分。避免饮用对中枢神经有兴奋作用的浓茶、咖啡等刺激性饮料，戒烟、酒。

4. 体位训练

指导患者每日进行数次头颈过伸体位训练（将软枕垫于肩部，保持头低、颈过伸位），以适应手术时体位的改变，同时也可减轻手术后患者颈肩部的酸痛。

5. 其他

完善术前各项检查，指导患者学会深呼吸及有效咳嗽、咳痰的方法。患者接往手术室后准备麻醉床，床旁常规备气管切开包、拆线包及无菌手套等，以备急救时用。

（二）术后护理

1. 一般护理

1）体位

患者术后取平卧位，待全麻清醒、血压平稳后取半坐卧位，以利呼吸和引流。护士应指导患者保持头颈部舒适体位，在改变体位和咳嗽时可用手固定颈部，以减少震动和保持舒适。

2）饮食护理

清醒患者可给予少量温水或凉开水。若无呛咳、误咽等不适，可逐步给予微温流质饮食，注意过热饮食可使手术部位血管扩张，加重创口渗血。以后逐渐过渡到半流质及高能量、高蛋白质和富含维生素的软食，以改善患者的营养状况，提高机体免疫力，利于切口早期愈合。

3）防治感染

遵医嘱合理应用抗生素，以防止感染。

4）疼痛护理

卧位可降低切口张力，减轻或缓解疼痛；疼痛较剧烈时，遵医嘱应用镇痛药物。

2. 病情观察

1）监测生命体征

术后动态监测患者生命体征的变化。病情平稳后，每 1～2 h 测量 1 次生命体征。

2）切口护理

保持切口清洁、敷料干燥。注意观察切口有无渗血、渗液及感染等，若发现异常情况，应及时通知医生，并协助处理。对腔镜下经乳晕路径手术的患者，要注意观察颈部和前胸部皮肤的颜色，因手术注入 CO_2 气体建立手术操作空间，在分离手术空间过程中可能伤及皮下脂肪层，出现的皮肤红肿、淤斑，通常 2～3 d 逐渐消散。

3）引流管护理

手术野常规放置引流管或橡皮片引流 24～48 h，应妥善固定，避免受压、扭曲和折叠，保持引流通畅，观察并记录引流液的颜色、性状和量。发现切口有渗血、颈部有肿胀或引流管中有较多血液时，应及时报告医生进行相应处理。

4）呼吸道护理

保持患者呼吸道通畅，鼓励和协助患者进行深呼吸和有效咳嗽，必要时给予超声雾化吸入，以助痰液及时排出。引流通畅可避免因引流管阻塞导致颈部积血、积液压迫气管而引起呼吸不畅。

5）药物护理

术后患者继续服用复方碘化钾溶液，3 次 /d，从 16 滴 / 次开始，逐日每次减少 1 滴，至 3 滴 / 次后停用；或 3 次 /d，10 滴 / 次，服 1 周左右。术前服用普萘洛尔者继续服用 4～7 d。

3. 并发症的观察与护理

甲状腺大部切除术后的 12～48 h 是并发症的多发阶段，应密切观察患者的生命体征、呼吸、发音和吞咽状况，及早发现术后常见并发症，并及时配合抢救。

1）呼吸困难和窒息

呼吸困难和窒息是术后最危急的并发症，多发生于术后 48 h 内。临床表现为进行性呼吸困难、烦躁、发绀，甚至窒息。可有颈部肿胀，切口渗出鲜血等。常见原因：①切口内出血压迫气管。主要系手术时止血不完全、血管结扎线滑脱或凝血功能障碍所致。②喉头水肿。可因手术创伤或气管插管所致。③气管塌陷。因气管壁长期受肿大甲状腺压迫而发生软化，在切除甲状腺大部分腺体后，软化气管壁失去支撑所致。④双侧喉返神经损伤。

有效的预防措施为：①患者血压平稳或全麻清醒后取半坐卧位，以利呼吸和引流。②定期观察切口内出血和引流情况，保持引流通畅。③术后 6 h 给予少量温或凉流质，禁忌过热流质，以免诱发手术部位血管扩张，加重创口渗血。

急救护理：①对因血肿压迫所致呼吸困难或窒息者，需立即配合，于床边剪开缝线，敞开伤口，迅速去除血肿，结扎出血的血管。②对喉头水肿所致呼吸困难或窒息者，应即刻遵医嘱应用大剂量激素，如地塞米松 30 mg 静脉滴注。③若呼吸困难无好转，则协助行气管切开。

2）喉返神经损伤

喉返神经损伤主要因手术时操作不当引起，如切断、缝扎、钳夹或牵拉过度；少数是由于血肿压迫或瘢痕组织牵拉引起。

护理要点：单侧喉返神经损伤大多引起声音嘶哑，因钳夹、牵拉或血肿压迫所致损伤者多为暂时性，护士应在术后 2 周至 2 个月内对患者进行声音评估，经 3 ~ 6 个月理疗或发音训练后可逐渐恢复，但不能恢复其原有音色。双侧喉返神经损伤患者可因声带麻痹致失声，严重者可发生呼吸困难，甚至窒息，多需行气管切开。

3）喉上神经损伤

喉上神经损伤多因在处理甲状腺上极时损伤喉上神经外支（运动支）或内支（感觉支）所致。外支受损可使环甲肌瘫痪，引起声带松弛和声调降低。

护理要点：内支受损会使喉部黏膜感觉丧失而致反射性咳嗽消失，在进食特别是饮水时发生误咽或呛咳，故要加强对该类患者在饮食过程中的观察和护理，并鼓励其多进食固体类食物。多数患者在手术后数日可恢复正常。

4）甲状旁腺功能减退

甲状旁腺功能减退主要因手术时甲状旁腺被挫伤、误切或其血液供应受累，致血钙浓度下降，使神经、肌肉应激性明显增高而引起。多数患者症状轻且短暂，常在术后 1 ~ 2 d 出现面部、唇或手足的针刺、麻木或强直感；少数严重者可出现面肌和手足持续性痉挛，甚至可发生喉、膈肌痉挛，引起窒息。预防的关键在于切除甲状腺时注意保留腺体背面的甲状旁腺。

护理要点：①适当限制高磷食物如肉类、奶类和蛋类等食品的摄入，以免影响钙的吸收。②指导患者口服补充钙剂。症状较重或长期不能恢复者，可加服维生素 D_3，以促进钙在肠道内的吸收。③抽搐发作时，立即遵医嘱静脉注射 10% 葡萄糖酸钙或氯化钙 10 ~ 20 mL。

5）甲状腺危象

甲状腺危象是甲亢术后的严重并发症之一，其原因和诱因可能与术前准备不充分使甲亢症状未能很好控制，以及手术创伤致甲状腺素过量释放等有关。临床表现为术后 12 ~ 36 h 患者出现高热（> 39 ℃）、脉快（> 120 次 / 分）而弱、大汗、烦躁不安、谵妄，甚至昏迷，常伴有呕吐、腹泻。若处理不及时或不当，患者常迅速死亡。

甲状腺危象有效的预防措施为：①做好充分的术前准备，使患者的基础代谢率降至正常范围后再手术。②避免诱发因素，如应激状态、手术中过度挤压甲状腺等。③提供安静轻松的环境，避免患者精神刺激或过度兴奋，使患者得到充分的休息和睡眠。

急救护理：①吸氧。减轻组织缺氧。②输液。静脉输入大量葡萄糖溶液以补充能量。③降温。使用物理降温、药物降温和冬眠治疗等综合措施，使患者体温尽量维持在37℃左右。④镇静。可用苯巴比妥钠 100 mg，或冬眠合剂Ⅱ号半量，肌内注射，6～8 h 1次。⑤药物治疗。遵医嘱协助患者口服复方碘溶液 3～5 mL，紧急时将 10% 碘化钠 5～10 mL 加入 10% 葡萄糖溶液 500 mL 中静脉滴注，以降低循环血液中甲状腺素水平或抑制外周 T_4 转化为 T_3。氢化可的松 200～400 mg/d，分次静脉滴注，以拮抗应激反应。肾上腺素能阻滞剂，如利血平 1～2 mg，肌内注射；或普萘洛尔 5 mg，加入葡萄糖溶液 100 mL 中静脉滴注，以降低周围组织对儿茶酚胺的反应。心力衰竭者加用洋地黄制剂。

七、健康教育

（一）心理指导

指导患者正确面对疾病、症状和治疗，保持情绪平稳，以促进各器官功能的恢复。

（二）休息与运动的指导

在病情和体力允许的情况下，指导患者进行适量运动，忌过量、过度运动。

（三）饮食指导

宜选择高能量、高蛋白质、富含维生素、易消化的食物，以利于切口愈合和维持机体代谢需要。

（四）康复指导

指导患者按医嘱服用药物，进行训练，加强颈部伸展运动，防止瘢痕粘连；指导声音嘶哑者进行发音训练。

（五）复诊指导

定期门诊复查，若出现心悸、手足震颤、抽搐等症状应及时就诊。

第二节　急性乳腺炎

急性乳腺炎是乳腺的急性化脓性感染。患者多为产后哺乳期妇女，尤以初产妇最为多见，好发于产后 3～4 周。

一、病因与发病机制

（一）病因

除因患者产后免疫力下降外，还与下列因素有关。

1. 乳汁淤积

乳汁是很好的培养基，一旦淤积有利于入侵细菌的生长繁殖。引起乳汁淤积的主要原因有：①乳头发育不良（过小或凹陷），妨碍正常哺乳。②乳汁过多或婴儿吸乳少，以致不能完全排空乳汁。③乳管不通畅，影响乳汁排出。

2. 细菌入侵

致病菌主要为金黄色葡萄球菌，少数为链球菌。6 个月以后的婴儿已长牙，易致乳头损伤。乳头破损或皲裂是使细菌沿淋巴管入侵感染的主要途径。婴儿患口腔炎或含乳头睡觉，易致细菌直接侵入乳管，上行至腺小叶而致感染。

（二）发病机制

急性乳腺炎局部可出现炎性肿块，一般在数日后可形成单房性或多房性脓肿。表浅脓肿有皮肤红肿、中心波动感，脓肿可向外溃破或破入乳管自乳头流出；深部脓肿局部红肿多不明显，有局部发硬、深压痛感，脓肿可缓慢向外破溃，还可至深部穿至乳房与胸肌间的疏松组织中，形成乳房后脓肿。感染严重者可并发脓毒症。

二、临床表现

（一）局部

患者患侧乳房胀痛，局部红、肿、发热，并有压痛性肿块；常伴患侧腋窝淋巴结肿大和触痛。

（二）全身

随着炎症发展，患者可有寒战、高热和脉搏加快、食欲减退。

三、辅助检查

实验室检查：血常规检查示白细胞计数及中性粒细胞比例升高。

影像学检查：B 超可检查脓肿部位较深者且可明确脓肿的位置。

诊断性穿刺：在乳房肿块波动最明显的部位或压痛最明显的区域穿刺，抽到脓液即可确诊，脓液应做细菌培养及药物敏感试验。

四、治疗

控制感染，排空乳汁。脓肿形成前主要以抗生素等治疗为主，脓肿形成后则需及时切开引流排脓。

（一）非手术治疗

1. 局部处理

患侧乳房停止哺乳，但需要按时排空乳汁。

热敷、用金黄散及鱼石脂软膏外敷，或用 25% 硫酸镁溶液湿热敷，以促进早期炎症的消散。局部皮肤水肿明显者可用 25% 硫酸镁溶液湿热敷。

2. 抗感染

1）应用抗生素

原则为早期、足量。如主要病原菌为金黄色葡萄球菌，首选青霉素类抗生素，或根据细菌培养和药物敏感试验结果选择用药。由于抗生素可到乳汁，故应避免使用对婴儿有不良影响的抗生素，如四环素、氨基糖苷类、磺胺药和甲硝唑等。青霉素、头孢菌素、红霉素副作用较小。

2）中药治疗

服用清热解毒类中药，如蒲公英、野菊花、透脓散等。

3. 终止乳汁分泌

对于感染严重或脓肿切开引流后并发乳瘘者，应终止乳汁分泌。常用方法：①口服溴隐亭 2.5 mg，2 次 /d，服用 7 ～ 14 d。②肌内注射苯甲酸雌二醇，2 mg/ 次，1 d 1 次至乳汁停止分泌为止。③中药炒麦芽煎服，60 g/d，水煎，分 2 次服用，2 ～ 3 d。

（二）手术治疗

脓肿形成后，应及时做脓肿切开引流。切开引流时应注意：①为避免手术损伤乳管，形成乳瘘，应做放射状切开；乳晕下脓肿应沿乳晕边缘做弧形切口；深部或乳房后脓肿可沿乳房下缘做弧形切口，经乳房后间隙引流。②切开后轻轻分离多房脓肿的房间隔膜以利引流。③脓腔较大时，切口要足够大，引流条应放在脓腔最低部位，必要时另加切口做对口引流。

五、护理诊断

疼痛：与乳腺炎症、乳汁淤积及手术切口有关。

体温过高：与炎症反应有关。

皮肤完整性受损：与手术切开引流有关。

知识缺乏：患者缺乏哺乳及预防乳腺炎的知识。

潜在并发症：乳房脓肿、乳瘘等。

六、护理措施

（一）术前护理

1. 缓解疼痛

防止乳汁淤积：患侧乳房暂停哺乳，定时用吸乳器吸净乳汁，也可沿乳管方向加压按摩使乳管通畅。

局部托起：用宽松的胸罩托起乳房，以减轻疼痛和肿胀，促进局部血液循环。

局部用药：若肿痛明显，可用金黄散外敷，或 25% 硫酸镁溶液湿热敷。

2. 控制感染

遵医嘱早期足量应用抗生素。

3. 病情观察

定时测量体温、脉搏、呼吸，了解血白细胞计数及分类变化，必要时做血培养及药物敏感试验。

4. 高热护理

高热时及时给予物理降温或药物降温。

（二）术后护理

1. 心理护理

向患者及家属介绍脓肿切开引流的操作程序，告知患者炎症消退后对乳房的外观形态和功能无明显影响。鼓励患者保持心情舒畅，以利于乳汁分泌。

2. 饮食护理

给予高蛋白质、高能量、高维生素的饮食，忌油腻、辛辣食物，并保证足量水分的摄入。

3. 伤口护理

脓肿切开引流后，保持引流通畅，观察脓液的色、质、量及气味的变化，定时更换切口敷料。行药线引流治疗后，待脓净仅有黄稠滋水时，改用生肌散收口。若有袋脓现象，可在脓腔下方用垫棉法加压，使脓液不易潴留。若有乳汁从疮口溢出，可在患侧用垫棉法束紧，促进愈合。

七、健康教育

（一）保持乳头清洁

指导患者保持乳头及乳晕清洁，妊娠期（尤其是初产妇）应经常用肥皂及温水清洗两侧乳头，妊娠后期每日清洗 1 ～ 2 次；产后每次哺乳前、后均需清洗乳头，以保持局部清洁和干燥。

（二）纠正乳头内陷

指导乳头内陷者于妊娠期经常挤捏、提拉乳头，多数乳头内陷可得到纠正。

（三）养成良好的哺乳习惯

定时哺乳，每次哺乳尽量让婴儿将乳汁吸净，如有淤积，及时用吸乳器或手法按摩帮助乳汁排空，避免乳汁淤积。婴儿养成不含乳头睡觉的良好习惯。

（四）保持婴儿口腔卫生

指导患者喂奶前后用温生理盐水清洗婴儿口腔，及时治疗口腔炎症。

（五）防止乳头损伤

指导患者妊娠 5 个月左右，可每日用肥皂液擦洗乳头，然后用清水洗净，涂上橄榄油。每日定时哺乳，每次哺乳时间不宜过长，15～20 min 即可，每 4 h1 次。

（六）及时处理乳头破损

指导患者乳头、乳晕处有破损或皲裂时应暂停哺乳，每日定时用吸乳器吸出乳汁再哺乳婴儿；局部用温水清洗后，涂以抗菌软膏，待愈合后再行哺乳；症状严重时应及时就诊。

第三节　破伤风

破伤风是一种由破伤风梭菌通过伤口进入人体，生长繁殖、产生毒素所引起的一种急性特异性感染。以患者全身或局部肌肉持续性痉挛和阵发性抽搐为特征，具有起病急、发展快、病情严重等特点。若治疗不及时，可危及生命。

一、病因与发病机制

破伤风梭菌是一种革兰氏阳性梭状厌氧性芽孢梭菌，广泛存在于泥土和人畜粪便中。伤口被破伤风梭菌污染后并不一定发病，缺氧环境是发病的主要因素，伤口小而深，内有异物时易于发病，如果同时存在需氧菌感染，将伤口内残留的氧气消耗掉，则本病更易发生。破伤风除了可能发生在各种创伤之后，还可能发生于不洁条件下分娩的产妇和新生儿。

破伤风梭菌只有在伤口局部缺氧环境中才能繁殖，并产生大量外毒素，即痉挛毒素和溶血毒素。痉挛毒素至脊髓、脑干等处，与中间联络神经细胞的突触相结合，抑制突触释放抑制性传递介质，运动神经元因失去中枢抑制而兴奋性增强，致使全身随意肌强直性收缩或阵发性痉挛；同时还可阻断脊髓对交感神经的抑制，致使交感神经过度兴奋，引起大汗淋漓、血压不稳和心率增快等。溶血毒素则能引起组织局部坏死和心肌损伤。

二、临床表现

1. 潜伏期

潜伏期一般 3～21 d。个别患者可在伤后 1～2 d 发病，长者可达数月。破伤风潜伏期愈短，预后愈差。新生儿破伤风一般在断脐带后 7 d 左右发病，故俗称"七日风"。

2. 前驱期

前驱期患者常有头晕、头痛、全身乏力、多汗、烦躁不安、打哈欠、咬肌紧张酸胀、咀嚼无力，并感到舌和颈部发硬及反射亢进等，一般持续 1～2 d。

3. 发作期

发作期的典型表现为：在肌肉紧张性收缩的基础上呈阵发性强烈痉挛。最先受影响的肌群是咀嚼肌，表现为咀嚼肌酸痛紧张，张口困难，牙关紧闭；而后出现面肌强直性痉挛，呈苦笑面孔；继而颈背腰部肌肉强直性痉挛，呈现颈项强直，头向后仰，出现角弓反张的状态；痉挛累及四肢肌，肢体出现屈膝、弯肘、半握拳等痉挛姿态；当膈肌、肋间肌痉挛，则发生呼吸困难，甚至呼吸暂停；若喉部肌肉痉挛，可引起窒息。任何轻微的刺激，如光线、声响、震动或触碰等，均可诱发强烈的全身性阵发性痉挛。发作时患者意识清楚，表情痛苦，每次持续数秒至数分钟不等。

发作时伴随症状：患者面色发绀，呼吸急促，口吐白沫，流涎，磨牙，头频频后仰，四肢抽搐不止，全身大汗，非常痛苦。

4. 并发症

呼吸道分泌物淤积、误吸可导致肺炎、肺不张。膀胱括约肌痉挛时可引起尿潴留。强烈的肌痉挛可致舌咬伤、肌撕裂、关节脱位，甚至发生骨折。缺氧、中毒可导致心动过速，严重者发生心力衰竭，甚至心搏骤停。

病程通常持续 3～4 周，一般无明显发热。抽搐发作频繁，持续时间长，间歇期短，提示病情较重。患者死亡原因多为窒息、心力衰竭或肺部感染。新生儿破伤风因其肌肉纤弱而症状不典型，常表现为不能啼哭和吸乳、活动少、呼吸弱甚至呼吸困难。

三、辅助检查

伤口渗液涂片检查，可见大量粗大的革兰氏阳性破伤风梭菌。

四、治疗

采取综合治疗措施，包括及时处理伤口、中和游离毒素、控制和解除痉挛、应用有效抗生素、防治并发症等。

（一）及时处理伤口

有伤口者，需在控制痉挛的情况下进行彻底清创，包括清除坏死组织和异物，敞开伤口，用 3% 过氧化氢或 1：1 000 高锰酸钾溶液冲洗和湿敷。

（二）中和游离毒素

破伤风抗毒素（TAT）或人破伤风免疫球蛋白（TIG）可中和血中游离毒素，故应尽早使用。一般以 TAT 50 000～200 000 IU 加入 5% 葡萄糖溶液 500～1 000 mL 中，缓慢静脉滴注，连续应用或加大剂量并无意义，使用前应做皮内过敏试验。如有 TIG 供应，应将其作为首选，剂量为 3 000～6 000 IU，一次性肌内注射即可。

（三）控制和解除痉挛

控制和解除痉挛是治疗的重要环节。病情较轻者，可使用镇静剂和安眠药物，以减少患者对外来刺激的敏感性，用地西泮 5 mg 口服，或 10 mg 静脉注射，3 ～ 4 次 /d，也可用苯巴比妥 0.1 ～ 0.2 mg 肌内注射。病情较重者，可用氯丙嗪 50 ～ 100 mg，加入 5% 葡萄糖溶液 250 mL 静脉滴注，4 次 /d。

（四）防治并发症

保持呼吸道通畅，病情严重者应予以气管插管或行气管切开术，以便改善通气，清除呼吸道分泌物，必要时行人工辅助呼吸。抗生素治疗中，青霉素、甲硝唑对破伤风梭菌最为有效，亦有预防其他感染的作用。维持水、电解质平衡，及时纠正酸中毒。不能饮食者，可静脉营养和鼻饲。

五、护理诊断

有窒息的危险：与持续性喉头痉挛及气道堵塞有关。

有受伤的危险：与强烈痉挛有关。

有体液不足的危险：与反复肌痉挛消耗、大量出汗有关。

潜在并发症：肺不张、肺部感染、尿潴留、骨折、心力衰竭等。

六、护理措施

（一）一般护理

1. 环境

将患者置于隔离病室卧床休息。室内遮光、安静；室温保持在 15 ～ 20℃、湿度约 60%；病室内急救药品和其他物品准备齐全，处于应急状态。

指定专人护理，减少探视，尽量不要搬动患者；护士进入病室要走路轻、语声低、操作稳；治疗集中有序，尽量在使用镇静剂后 30 min 内完成；避免光、声、寒冷及精神刺激，使用器具应无噪声。

2. 消毒与隔离

严格执行无菌技术操作，接触患者时穿隔离衣、戴口罩、手套、帽子；身体有伤口者不能进入病室工作。患者的用品和排泄物应严格消毒处理，伤口处更换的敷料应立即焚烧，尽可能使用一次性材料物品。

3. 吸氧

常规吸氧，使氧饱和度维持在 95% 左右。

4. 饮食与营养

对于轻症患者，鼓励其在痉挛发作间歇期少量多次进食高能量、高蛋白、高维生素、易消化饮食，以免引起呛咳、误吸甚至窒息；对于重症不能进食的患者，遵医嘱在控制痉挛后给予鼻饲或肠外营养，但鼻饲时间不宜过长，并要避免误咽；加强口腔护理,以防止发生口腔炎和口腔溃疡。

5. 其他

保持导尿,每天进行会阴护理 2 次。勤换衣服、床单、被褥。若体温超过 38.5℃,行头部枕冰袋、温水或酒精擦浴等物理降温。

(二)病情观察

密切注意患者生命体征的变化,观察其痉挛、抽搐发作次数、持续时间、间隔时间及用药效果,注意有无伴随症状,并做好记录,发现异常及时报告医生,并协助处理。每次痉挛、抽搐发作后检查静脉通路,防止静脉通路堵塞及输液针头脱出。监测 24 h 出入液量,维持体液平衡。

(三)呼吸道护理

对抽搐频繁、持续时间长、药物不易控制的严重患者,应尽早行气管切开,以便改善通气。及时清除呼吸道分泌物,必要时进行人工辅助呼吸。在痉挛发作控制后的一段时间内,协助患者翻身、叩背,以利排痰;必要时吸痰,防止痰液堵塞;给予雾化吸入,稀释痰液,便于痰液咳出或吸出。对气管切开患者应给予气道湿化。

(四)安全护理

床边加隔离护栏,必要时使用约束带,防止痉挛发作时患者坠床和自我伤害。应用合适的牙垫,以防舌咬伤。剧烈抽搐时勿强行按压肢体,关节部位放置软垫,以防止肌腱断裂、骨折及关节脱位。床上置治疗气垫,按时翻身,预防压疮。

七、健康教育

破伤风的预防措施主要是正确处理创口和免疫注射。早期彻底清创,改善血液循环是预防的关键。还可以采用人工免疫,包括主动免疫和被动免疫两种方法。

(一)主动免疫

皮下注射破伤风类毒素 3 次,每次均为 0.5 mL。首次注射后,间隔 4 ~ 6 周进行第 2 次注射,再间隔 6 ~ 12 个月注射第 3 次。以后每 5 ~ 7 年强化注射 1 次(每次 0.5 mL)。一旦受伤,只需再注射 0.5 mL 破伤风类毒素即可有效预防破伤风,不需注射 TAT。在儿童中实施百日咳、白喉、破伤风三联疫苗的免疫注射。

(二)被动免疫

注射 TAT:未接受过主动免疫的患者,尽早皮下注射 TAT 1 500 ~ 3 000 U,有效期 10 d 左右,可在 1 周后追加 1 次剂量。儿童与成人剂量相同。注射前必须进行过敏试验,若有过敏,应按脱敏法注射。

注射 TIG:肌内注射(深部肌肉)250 ~ 500 U。TIG 由人体血浆中免疫球蛋白提纯而成,无过敏反应,效能比 TAT 大 10 倍,被动免疫可持续 4 ~ 5 周。

除人工免疫外,患者还应加强自我保护意识,避免被木刺、锈钉等刺伤。做好宣传教育工作，避免不洁接生，以防新生儿及产妇破伤风的发生。

第四节　气性坏疽

气性坏疽通常是指由梭状芽孢杆菌引起的急性特异性感染，以肌坏死或肌炎为特征的急性特异性感染，发展急剧，预后差。多继发于开放性骨折合并大腿、臀部广泛肌肉损伤或挤压者，有重要血管损伤或继发血管栓塞者，或用止血带时间过长或石膏固定过紧等情况。本病的发生除有梭状芽孢杆菌自伤口进入组织外，还取决于机体免疫力和伤口是否存在缺氧环境等因素。

一、病因与发病机制

梭状芽孢杆菌是革兰氏阳性厌氧芽孢杆菌，此类细菌有数种，引起本病的以产气荚膜杆菌为主，还包括混合水肿杆菌、腐败杆菌和溶组织杆菌等。亦可有其他需氧菌或厌氧菌的参与，形成混合感染。

梭状芽孢杆菌广泛存在于泥土及人畜粪便中，可通过伤口进入人体，但不一定致病。当人体免疫力下降且伤口处于缺氧环境时，梭状芽孢杆菌大量繁殖，产生外毒素和多种酶，可引起溶血，并可损伤心、肝和肾等器官。一部分酶能引起组织中的糖和蛋白质分解。糖类分解产生大量气体，使组织膨胀；蛋白质的分解和明胶的液化，产生硫化氢，使伤口发生恶臭。大量的组织坏死和外毒素的吸收，可引起严重的脓毒症，并侵犯脏器。

二、临床表现

1. 潜伏期

潜伏期一般为 1～4 d，短者 6～8 h，多在伤后 3 d 发病。

2. 局部症状

患者开始自觉患肢沉重，以后突然出现患部"胀裂样"剧痛，镇痛药不能奏效。患处进行性肿胀，与创伤程度不成比例，并迅速向上下蔓延。伤口周围皮肤水肿、紧张、苍白、发亮，很快变为紫红色，进而成紫黑色，并出现大小不等的水疱。伤口内流出血性或浆液性恶臭液体，肌肉坏死呈暗红色或土灰色，失去弹性，刀割时不出血，外观犹如熟肉。轻压伤口周围可有捻发音，或有气泡从伤口处逸出。

3. 全身症状

患者极度衰弱，表情淡漠，有头晕、头痛、恶心、呕吐、出冷汗、烦躁不安、脉搏快速、呼吸急促、体温逐步上升等全身表现。随着病情的发展，全身情况可在12～24 h 全面迅速恶化，出现溶血性贫血、血压下降、黄疸、谵妄和昏迷等。

三、辅助检查

（一）实验室检查

由于溶血毒素的作用，红细胞计数、血红蛋白下降，白细胞计数略高，通常不超过 $15 \times 10^9/L$。伤口内分泌物涂片检查可发现大量革兰氏阳性杆菌。组织学检查示炎症反应轻，以肌肉广泛坏死为特征性改变。伤口内分泌物做厌氧菌培养，可进一步明确感染菌种。

（二）影像学检查

X 线、CT、MRI 检查可见局部肌群间积气。

四、治疗

气性坏疽发展迅速，须及时治疗，减少组织坏死，降低截肢率，以挽救患者生命。对疑为气性坏疽的伤口，应完全敞开，以大量 3% 过氧化氢或 1 ： 1 000 高锰酸钾溶液冲洗和湿敷。一旦确诊，须采取综合措施，积极抢救。

（一）一般治疗

少量多次输血，静脉补液，纠正水和电解质代谢失调，止痛、镇静、退热，给予患者高蛋白、高能量饮食。

（二）抗生素治疗

首先使用青霉素 10 000 000 ～ 20 000 000 U/d 静脉滴注。青霉素过敏者可用克林霉素、甲硝唑静脉滴注，每 8 h1 次。

（三）手术治疗

本病一经确诊，可在全身麻醉下紧急手术，术前静脉滴注大剂量的青霉素或甲硝唑、输血并纠正体液平衡失调。在病变区域做广泛多处的纵深切开，切开时不用止血带，深度直达健康组织，切除一切无活力的肌组织，彻底清除异物。使用大量的氧化剂（3% 过氧化氢或 1 ： 1 000 高锰酸钾溶液）反复冲洗，湿敷伤口，不缝合。对整个肢体肌肉均已受累，或伤肢毁损严重，伴粉碎性骨折和大血管损伤，动脉搏动消失，并有严重毒血症者，可行高位截肢，残端开放，不予缝合。

（四）高压氧治疗

高压氧治疗可提高组织的氧含量，抑制梭状芽孢杆菌的生长繁殖，并使其停止产生毒素。一般是在 3 d 内进行 7 次治疗，2 h/ 次，间隔 6 ～ 8 h。在第 1 次治疗后检查伤口，将明显坏死的组织切除，以后根据病情需要，可重复清创。

五、护理诊断

皮肤完整性受损：与气性坏疽导致的组织坏死、溃烂有关。

疼痛：与局部组织的炎症、肿胀和坏死有关。

体温过高：与气性坏疽引起的全身性感染有关。

有体液不足的危险：与机体丢失过多的液体有关。

潜在并发症：感染性休克。

六、护理措施

（一）一般护理

严格执行隔离制度：患者住隔离室，护士进入隔离室要穿隔离衣，戴帽子、口罩、手套等；身体有伤口者不能进入室内工作。患者的一切用品和排泄物都要严格隔离消毒，尽可能应用一次性物品及器具，室内的物品未经处理不得带出隔离室。患者用过的敷料应焚毁，器械特殊处理后高压灭菌。手术室空气熏蒸消毒，封闭 48 h 后开放。

预防压疮：协助患者变换体位，避免压疮。

（二）病情观察

设专人护理，密切观察患者生命体征、局部组织肿胀、皮肤色泽、伤口分泌物情况及全身变化，发现异常及时报告医生。

（三）治疗配合

配合医生及时正确处理伤口，及时更换敷料。

对剧烈疼痛者应遵医嘱给予镇痛药，必要时给予麻醉性镇痛药；亦可应用非药物治疗技巧，如采用谈话、娱乐活动及精神放松等方法缓解疼痛。对截肢后出现幻肢痛者，应给予耐心解释，解除其忧虑和恐惧。清创或手术后，协助患者变换体位，以减轻疼痛。伤口愈合过程中，应对患肢实施理疗、按摩及功能锻炼，以减轻疼痛，恢复患肢功能。

注意观察患者每次高压氧疗后伤口的变化。

遵医嘱在术前、术中、术后合理使用抗生素，注意药物不良反应。

七、健康教育

护士应指导患者加强劳动保护，避免创伤以预防气性坏疽。指导患者受伤后应及时正确、彻底清创。怀疑发生气性坏疽者，应及时就诊。向患者介绍有关手术治疗知识，指导患者对患肢进行功能锻炼。对伤残者，指导其正确使用假肢和适当训练，帮助其制订出院后的康复计划，使之逐渐恢复自理能力。

第五节　腹股沟疝

发生在腹股沟区的腹外疝，统称为腹股沟疝，男女发病之比为 15：1，右侧多于左侧。常见的腹股沟疝根据疝环与腹壁下动脉的关系，可分为腹股沟斜疝和腹股沟直疝两种。①腹股沟斜疝：疝囊自腹壁下动脉外侧的腹股沟管内环突出，向内、向下、向前斜行经过腹股沟管，再穿过腹股沟管外环，并进入阴囊。腹股沟斜疝在临床上最为常见，占全部腹股沟疝的 75%～90%，多见于婴幼儿和中年男性。②腹股沟直疝：疝囊经腹壁下动脉内侧的直疝三角区直接由后向前突出，不经过内环，也不进入阴囊，以年老体弱男性多见。

一、病因与发病机制

腹外斜肌在腹股沟区移行为较薄的腱膜，腹内斜肌与腹横肌的下缘达不到腹股沟韧带的内侧部，内侧无肌肉遮盖，精索和子宫圆韧带通过腹股沟管时形成潜在性裂隙而较为薄弱，加之人站立时腹股沟所承受的腹内压力比平卧时大 3 倍，故腹股沟疝多发生于此区域。

二、临床表现

（一）症状

1. 腹股沟斜疝

（1）易复性斜疝：早期表现为腹股沟区肿块和偶有胀痛。

（2）难复性斜疝：胀痛稍重，同时可伴有消化不良和便秘等症状。

（3）嵌顿性斜疝：多发生在强体力劳动、剧烈咳嗽等腹内压骤增时。若疝内容物为肠管，可伴有腹部绞痛、恶心、呕吐、便秘、腹胀、停止排气与排便等机械性肠梗阻的临床表现。若疝内容物为大网膜，局部触痛常较轻。疝一旦嵌顿，自行回纳的机会较少，多数患者的症状逐步加重。若不及时处理，最后可发展为绞窄性疝。

（4）绞窄性斜疝：临床症状多较严重，患者腹痛剧烈且呈持续性；呕吐频繁，呕吐物含咖啡样血液或出现血便。绞窄时间较长者，其疝内容物可发生感染，侵及周围组织而引起疝外被盖组织的急性炎症，严重者可发生脓毒症。在肠袢坏死穿孔时，疼痛可因疝内压力骤降而暂时有所缓解。因此，疼痛减轻但肿块仍存在者，不应认为是病情好转。

2. 腹股沟直疝

除肿块外，不伴有疼痛或其他症状。

（二）体征

1. 腹股沟斜疝

（1）易复性斜疝：肿块常在站立、行走或腹内压力增高时出现，多呈带蒂柄的梨形，可降至阴囊或大阴唇。平卧休息或用手回纳时肿块消失。检查时以指尖经阴囊皮肤伸入外环，可感外环扩大，腹壁软弱，此时嘱患者咳嗽，指尖有冲击感。用手指紧压腹股沟管深环，嘱患者起立并咳嗽，包块并不出现；移去手指则可见疝块由外上向内下突出。若疝内容物为小肠，则包块柔软、光滑、有弹性，叩之呈鼓音，听诊可闻及肠鸣音。当小肠回纳入腹腔时可发出咕噜声。若疝内容物为大网膜，则包块坚韧、无弹性，叩之呈浊音，听诊无肠鸣音，回纳缓慢不伴咕噜声。

（2）难复性斜疝：主要特点是包块不能完全回纳。滑动性斜疝也属于难复性斜疝，多见于右侧腹股沟区。

（3）嵌顿性斜疝：主要表现为包块突然增大，伴有明显的疼痛，肿块紧张发硬，明显触痛，平卧或用手推送不能使之回纳。

（4）绞窄性斜疝：腹部不对称腹胀，有腹膜刺激征，肠鸣音减弱或消失。

2. 腹股沟直疝

患者站立时，在腹股沟内侧端、耻骨结节外上方可出现一半球形肿块，因其疝囊颈较宽大，平卧后肿块多能自行消失，直疝不降入阴囊，故极少发生嵌顿。

三、辅助检查

（一）体格检查

视诊：观察患者腹股沟区是否突出一个包块，包块在站立时可见，平躺时可能消失。

触诊：触摸腹股沟的内环及外环，确定是否有包块存在。让患者咳嗽以冲击腹股沟管，检查是否有明显的冲击感或包块冲击到手掌心。

（二）影像学检查

1.B 超检查

B 超检查是诊断腹股沟疝的重要辅助工具，能够观察患处包块，判断是否为腹股沟疝。B 超检查对于体形较胖或怀疑复发疝的患者尤为有效，能够清楚显示疝囊的位置及内容物。

2.X 线检查

X 线检查可以观察到腹壁处的脏器是否出现异常，如肠道或膀胱等出现移位，从而辅助判断是否为腹股沟疝。

3.CT 或 MRI 检查

对于复杂患者或需进一步明确诊断的情况，CT 或 MRI 检查可以提供更加详细的影像信息。这些检查有助于区分腹股沟疝与其他腹壁病变，如腹股沟淋巴结肿大、脂肪瘤等。

（三）透光试验

用手电筒照射患者阴囊，疝块不能透光，即透光试验呈阴性。此法可与睾丸鞘膜积液进行鉴别，因为睾丸鞘膜积液透光试验呈阳性。

（四）血常规检查

绞窄性斜疝患者可能出现感染迹象，此时血常规检查往往可见白细胞显著增高、中性粒细胞比例增加。

四、治疗

（一）非手术治疗

1 周岁以下婴儿可暂不手术，因为婴儿腹肌可随身体生长发育而逐渐强壮，腹股沟疝有自愈的可能性。应尽可能避免哭闹等一切能增加腹内压力的因素。可用暂时压迫疝环的方法，如腹股沟斜疝可用棉线束带或绷带压住腹股沟管深环，防止疝块向外凸出。

年老体弱或伴有其他严重疾病而不能耐受手术者，可局部用医用疝带压迫或托起。但应注意，长期使用疝带可刺激疝囊颈部增厚，易与疝内容物发生粘连，形成难复性斜疝和嵌顿性斜疝。

（二）手术治疗

治疗腹股沟疝最有效的方法是手术修补，但术前必须先处理慢性咳嗽、排尿困难、慢性便秘、腹腔积液、妊娠等致腹内压力增高的因素，以免腹股沟疝术后复发。

五、护理诊断

知识缺乏：患者缺乏预防腹内压力增高的有关知识。

疼痛：与腹股沟疝疝块嵌顿、绞窄及术后切口张力大有关。

有体液不足的危险：与疝块嵌顿引起机械性肠梗阻有关。

潜在并发症：阴囊水肿、切口感染。

六、护理措施

（一）术前护理

1. 心理护理

向患者解释腹股沟疝的诱发因素及手术治疗的目的、方法、必要性和注意事项，以减轻患者对手术的恐惧心理。

2. 解除致腹内压力增高因素

除紧急手术外，如患者术前有咳嗽、便秘、排尿困难等腹内压力增高等，应给予处理。吸烟者应在术前 2 周戒烟。

3. 活动与休息

疝块较大者减少活动，注意卧床休息，离床活动时使用疝带压住疝环口，避免腹腔内容物脱出造成疝块嵌顿。

4. 灌肠及排尿

为防止患者术后便秘及腹胀，术前一天晚上给予大量不保留灌肠 1 次，以清除肠道内积粪，防止术后腹胀及排便困难。术前嘱患者排空膀胱，以免术中损伤。

5. 病情观察

观察患者的腹部情况，及时发现疝嵌顿、绞窄及肠梗阻表现。患者若出现明显腹痛，伴疝块突然增大、紧张发硬且有明显触痛，不能回纳腹腔，应高度警惕疝嵌顿的可能，需立即通知医生处理。如嵌顿疝行手法复位时有损伤肠管的可能，应注意观察有无相应症状与体征。

6. 急诊手术前护理

嵌顿性斜疝和绞窄性斜疝，特别是合并急性肠梗阻的患者，应做好紧急手术的准备。术前除一般护理外，还应做好禁食、胃肠减压、输液、抗感染及纠正水、电解质及酸碱平衡失调的准备，同时备皮、备血。

（二）术后护理

1. 病情观察

密切观察患者生命体征的变化。观察敷料及伤口情况，如有渗血、渗液应及时更换敷料，估计并记录出血量。

2. 体位

患者术后当日取平卧位，膝下垫一软枕，使髋关节微曲，以减轻腹壁伤口的张力，减轻伤口疼痛，有利于伤口愈合。

3. 饮食

患者术后 6 ～ 12 h 若无恶心、呕吐症状可进水或流质，次日可进半流质、软食或普食。行肠切除吻合术者，术后应待肠道功能恢复后方可进流质，然后逐渐过渡为半流质、普食。

4. 活动

患者术后不宜过早下床活动，一般于手术后 3 ～ 5 d 可考虑离床活动。但采用无张力疝修补术的患者可早期下床活动。对年老体弱、复发性疝、绞窄性斜疝、巨大疝等患者应适当延迟下床活动的时间。

5. 避免腹内压力增高

患者术后应注意保暖，以免引起咳嗽。患者如有咳嗽应及时治疗，护士应嘱患者在咳嗽时用手掌按压、保护伤口。注意保持大小便通畅。

6. 并发症的预防和护理

预防阴囊水肿：由于阴囊比较松弛、位置较低，渗血、渗液易积聚于阴囊，为避免阴囊内积血、积液和促进淋巴回流，术后可使用阴囊托或丁字带托起阴囊，并密切观察阴囊肿胀情况。必要时术后在切口处放置 0.5 kg 沙袋压迫 12 ～ 24 h，以防阴囊因水肿或出血而继发感染。

预防切口感染：切口感染是导致疝复发的主要原因之一。术后需严格无菌操作，注意保持伤口敷料清洁、干燥。嵌顿性斜疝或绞窄性斜疝术后易发生切口感染，需及时、合理应用抗生素。

七、健康教育

指导患者注意适当休息，出院后逐渐增加活动量，3个月内不宜参加重体力劳动、剧烈运动和提举重物等。嘱患者术后应注意保暖，以免引起咳嗽。指导患者出现剧烈咳嗽、用力排便及排尿困难等应及时处理。指导患者预防和治疗相关疾病，如支气管炎、前列腺增生等。指导患者定期门诊复查，若复发，应及早诊治。

参考文献

[1]白园.综合护理干预在重症支原体肺炎患儿中的效果 [J]. 中国城乡企业卫生，2024，39（11）：217-219.

[2]崔波.麻疹患者采用全面优质护理控制并发症的效果观察 [J]. 中国医药指南，2021，19（11）：187-188.

[3]单德平.新编呼吸系统疾病的护理 [M]. 武汉：湖北科学技术出版社，2017.

[4]杜长虹，冯娟元，孟萍萍，等.疼痛护理对带状疱疹后神经痛的效果分析 [J]. 中外医疗，2024，43（22）：158-161.

[5]方惠萍，桂海沙，林晓红，等.成人水痘流行病学现状调查及护理对策 [J]. 齐鲁护理杂志，2024，30（16）：105-107.

[6]郜雅琪.外科休克患者的抢救措施和护理体会 [J]. 中国社区医师，2016，32（27）：157，159.

[7]郭霞.感染性疾病科的临床护理 [M]. 南昌：江西科学技术出版社，2020.

[8]姜瑞娟.以自我效能为指导的护理干预对支气管哮喘患者自护能力及病情改善的影响 [J]. 临床研究，2024，32（11）：154-156.

[9]兰才安，李婷婷.儿科护理 [M]. 重庆：重庆大学出版社，2023.

[10]林静静，林成凤，章丽婷，等.多元化护理对外科感染行 VSD 患者功能恢复的影响 [J]. 中国城乡企业卫生，2024，39（12）：96-99.

[11]卢清莉.基于护理程序的整体护理干预在新生儿颅内出血中的应用 [J]. 内蒙古医学杂志，2019，51（12）：1521-1522.

[12]庞堃.舒适护理模式在水痘患者的应用效果 [J]. 中国城乡企业卫生，2022，37（1）：152-153.

[13]圣玲玲.儿童肥胖相关因素分析的临床护理观察 [J]. 大家健康（学术版），2013，7（7）：140-141.

[14]王全华.临床呼吸系统疾病护理 [M]. 长春：吉林科学技术出版社，2018.

[15]王世芳，杨艳云，苏雅洁.舒适护理对慢性阻塞性肺疾病合并呼吸衰竭患者睡眠质量及肺功能的影响 [J]. 中国医药指南，2024，22（7）：180-182.

[16]夏鹏鹏.集束化护理对老年急诊重症肺炎患者疗效观察 [J]. 中国城乡企业卫生，2024，39（12）：102-104.

[17]邢华苑，郑硕，吴绍红.传染病护理 [M]. 长春：吉林科学技术出版社，2020.

[18]姚悦.延续性护理在老年慢性乙肝患者保肝治疗中的应用效果研究 [D]. 锦州：锦州医科大学，2019.

[19]郑凰凤.不同护理方法对新生儿颅内出血影响的比较研究 [J]. 医学食疗与健康，2019，（15）：170-171.

[20]周燕燕.健康指导护理对病毒性肝炎患者病耻感及自我效能的影响 [J]. 临床医学研究与实践，2024，9（24）：163-166.

[21]朱思莲，于大芳，韩颖.实用新生儿护理手册 [M]. 济南：山东科学技术出版社，2018.